Eva Kathrin Wimmer

Heilsteine mit Köpfchen

Books on Demand

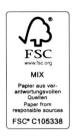

www.edelsteine-wimmer.at | eva@edelsteine-wimmer.at

Fotografie, Gestaltung und Inhalt: Eva Kathrin Wimmer, Lektorat: Mag. Michaela Kapusta

Die Informationen in diesem Buch sind nach bestem Wissen und Gewissen angeführt, können jedoch keine ärztliche Diagnose ersetzen. Eva Kathrin Wimmer übernimmt keinerlei Haftung für Schäden oder Folgen, die sich aus dem Gebrauch oder Missbrauch der hier vorgestellten Informationen ergeben.

Bibliografische Information der Deutschen Nationalbibliothek:

Die Deutsche Nationalbibliothek verzeichnet diese Publikation in der Deutschen Nationalbibliografie; detaillierte bibliografische Daten sind im Internet über http://dnb.dnb.de abrufbar.

Herstellung und Verlag: BoD – Books on Demand, Norderstedt

ISBN 978-3-8482-0064-1

Inhalt

„Coming back to where you started is not the same as never leaving."

- Terry Pratchett

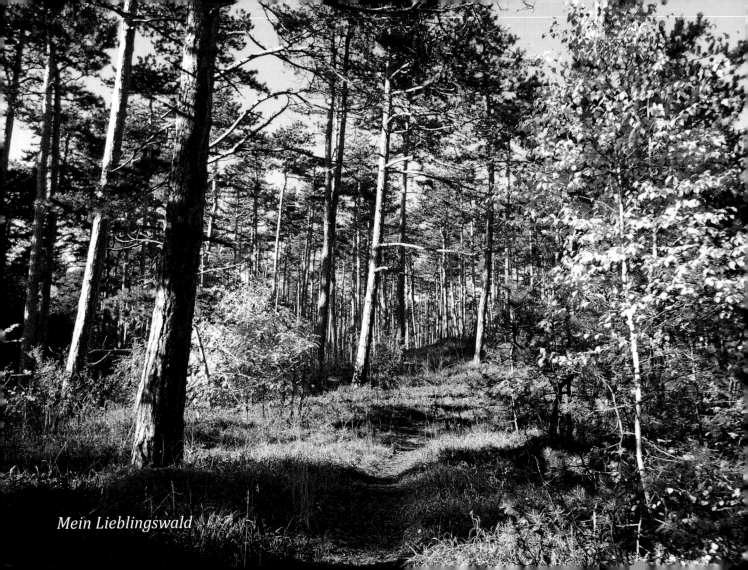

Mein Lieblingswald

Kindliche Weisheit

Seit meiner Kindheit beschäftige ich mich mit Edelsteinen und bin heute noch wie gebannt von ihrer galaktischen Farbenpracht. Ich hatte damals weder umfassende Heilsteinlexika zur Hand noch besonders viel Erfahrung. Da waren nur ich und meine Intuition, meine innere kindliche Weisheit.

Daher wählte ich meinen jeweiligen Lieblingsstein ganz intuitiv: einmal einen sonnig gelben Citrin, der mich an ein eiskaltes Glas Orangensaft (gespritzt) erinnerte, und ein andermal einen Karneol, dessen feuriges Rot meine Kreativität entfachte.

Ich trug den Edelstein bei mir wie einen kleinen Freund und Wegbegleiter, auf der Suche nach mir selbst, die meist in meinem nahegelegenen Lieblingswald stattfand. Dort konnte ich bei der Schatzsuche in einem Steinbruch die Zeit völlig vergessen.

Besonders beeindruckten mich die unscheinbarsten Steine, die auf ihrer Kehrseite ein überraschendes Funkeln verbargen.

Eigenverantwortung

Heute bin ich Edelstein-Kunsthandwerkerin und berate Menschen in Österreich, Deutschland, der Schweiz und den USA. Nach einer persönlichen Beratung fertige ich ein ganz individuelles Schmuckstück an, das auf die aktuellen Lebensthemen der Trägerin oder des Trägers abgestimmt ist.

Wenn mir Fragen gestellt werden wie: „Welcher Stein macht mich selbstbewusster?", spüre ich dahinter den tiefen Wunsch des Fragenden, die Verantwortung für das eigene Leben auf jemand anderen zu übertragen. Es widerstrebt mir jedoch zutiefst, an dieser Stelle einen konkreten Edelstein zu empfehlen, und ich fühle mich verpflichtet, die Menschen an ihre eigene Verantwortlichkeit zu erinnern.

Edelsteine tragen nicht das Potenzial in sich, uns vollständig von unseren Sorgen zu heilen, das tun nur wir selbst. Deshalb sollte die oben erwähnte Frage vielmehr lauten: „Wo liegen meine Stärken und wie kann ich sie für mich nutzen?"

Natürlich hat der Glaube an die Kraft der Edelsteine und die Wirkung der Natur auf den

Menschen gerechtfertigte Hintergründe. Wenn du schon einmal am Fuße eines großen Berges gestanden bist, weißt du sicher, was ich meine. Es wirft einen fast um. Und diese Kräfte sind nach dem Prinzip der Polarität sowohl im Großen als auch im Kleinen zu finden. So ist unsere Welt aufgebaut.

Laut Heilsteinkunde beruht die Wirkung von Heilsteinen zudem auf dem Prinzip der Analogie. Ist ein Stein etwa unter hohem Druck entstanden, trägt er diese Geschichte oder Information in sich und kann dem Menschen dabei helfen, selbst mit Druck umzugehen.

Das klingt erst einmal logisch, wie genau das aber vonstatten geht, können wir erstens nicht beweisen und es befreit uns zweitens nicht von unserer Eigenverantwortung.

Von der Schulmedizin verwöhnt, erwarten wir von natürlichen Hilfsmitteln wie Edelsteinen einen ebenso radikalen Eingriff in unsere Psyche und unseren Körper wie von einer Tablette oder einer Operation. Dabei vergessen wir, dass die Lösung für unsere Probleme in uns verborgen liegt. Deshalb möchte ich dich dazu auffordern:

Kümmere dich selbst um dich selbst!

Was wir von Kindern lernen können

Erwachsene finden mitunter auch deshalb keine Heilung durch bestimmte Methoden, weil sie die Heilung in den Methoden suchen, statt in sich selbst. Wie ist das aber bei Kindern?

Ich habe die Erfahrung gemacht, dass Kinder oft sehr schnell auf Edelsteine ansprechen, weil sie nicht die Erwartung haben, davon vollständig geheilt zu werden und so nicht in eine gefährliche Passivität geraten.

Kinder beschäftigen sich spielerisch mit ihren Problemen. Sie zeichnen sie sich von der Seele, spielen mit ihrem Edelstein oder erzählen ihrem Edelsteinpüppchen ihre Sorgen.

Spielen bedeutet, zu lernen, Muster zu erkennen und kleine Probleme (in einem geschützten Rahmen) zu bewältigen. Das ist ein wichtiger Instinkt, den Erwachsene Kindern jedoch nur allzu gerne austreiben würden.

Erwachsene sind lieber passiv. Möge die Heilung über sie hereinbrechen – oder auch nicht.

Wir Erwachsene tun unserer Gesundheit bestimmt nichts Gutes, wenn wir sie vergessen, weil wir ja eh einen Edelstein in der Tasche haben. Wir müssen uns trotzdem weiter um uns selbst kümmern, uns reflektieren und uns regelmäßig fragen, wo wir sind und wo wir hin wollen, aber am allerwichtigsten, was uns begeistert. Denn ich glaube, dass der Schlüssel zu unserem Glück darin verborgen liegt, etwas zu finden, das wir mit Leidenschaft tun, und damit andere Menschen zu bereichern. Ich habe an mir selbst gespürt, dass Begeisterung und Leidenschaft das Potenzial haben, Krankheiten zu heilen und die Gesundheit zu erhalten.

Diese Hilfe zur Selbsthilfe will ich an dich weitergeben.

Was Edelsteine wirklich für dich tun können

Sobald du verinnerlicht hast, dass du deine körperliche und seelische Gesundheit hegen und pflegen musst wie ein junges Pflänzchen und dir das kein Edelstein der Welt abnehmen kann, kannst du die Kraft der Edelsteine erst richtig für dich zu nutzen. Im diesem Buch stelle ich dir die wichtigsten und beliebtesten Edelsteine in meiner Arbeit vor. Dabei formuliere ich ihre Prinzipien als Sätze, die du mit deinen eigenen Erfahrungen vervollständigen kannst. Verwende dazu am besten einen Bleistift, da sich deine aktuellen Lebensthemen immer wieder ändern können und du dich natürlich weiterentwickelst. Du kannst deine Antworten aber auch in ein schönes Notizbuch schreiben.

Die spielerische Beschäftigung mit deinen Glaubenssätzen kann dir dabei helfen, deine Verhaltensweisen zu verstehen und positive Veränderungen zu bewirken.

Das Motto eines Edelsteins leite ich durch seine Farbe, seine Entstehungsgeschichte und seine mineralischen Bestandteile ab. Jeden Edelstein ordne ich zudem bestimmten Sternzeichen, Chakren und den 5 Elementen aus der traditionellen chinesischen Medizin zu.

Finde den richtigen Edelstein mithilfe deiner Intuition

Für die intuitive Wahl deiner Edelsteine empfehle ich dir ein Set mit 2-3 Steinen pro Farbspektrum, also etwa 10-20 Edelsteinen. Lege die Steine vor dir auf und nimm dir entweder mit geschlossenen oder geöffneten Augen einen Stein heraus. Denk dabei nicht daran, welche Prinzipien der Edelstein verkörpert oder was du schon über ihn weißt. Bei dieser intuitiven Methode geht es ganz allein um dein Bauchgefühl. Wenn dir deine Gedanken im Weg stehen, lass deine Augen lieber geschlossen oder verwende einen undurchsichtigen Edelsteinbeutel.

Du kannst das Buch auch spielerisch verwenden, zum Beispiel mit einer dieser Methoden:

* Schlage eine zufällige Edelstein-Seite auf.

* Lies dir das Inhaltsverzeichnis durch und achte darauf, welche Aufforderung dich besonders anspricht, zum Beispiel: „Bleib gelassen!"

* Tippe mit dem Finger auf eine zufällige Stelle im Inhaltsverzeichnis.

Finde den passenden Edelstein über seine Farbe

Welche Farbe spricht dich heute besonders an? Wenn du dir unsicher bist, kannst du deine bevorzugte Farbe auch anhand deiner gewählten Kleidung bestimmen. Es ist ganz normal, wenn sich deine Farb-Laune regelmäßig ändert. Meine bevorzugte Lieblingsfarbe wechselt bestimmt monatlich. Auch dein weiblicher Zyklus kann dabei eine Rolle spielen. Manche Frauen bevorzugen rund um den Eisprung die Farbe Rot.

Jede Farbe kann ein bestimmtes Gefühl in dir auslösen:

* *Rot* entfacht unsere Leidenschaft und Kreativität.

* *Gelb* und *Orange* regen zu Tatendrang an und wecken unsere Lebensfreude.

* *Blau* steht für Ruhe, Zielstrebigkeit und Vertrauen.

* *Grün* erinnert uns an unsere natürlichen Kräfte.

* *Violett* steht für das Unterbewusstsein und unsere innere Weisheit.

* *Rosa* weckt Liebe und Mitgefühl und wirkt besänftigend.

* *Braun* vermittelt Stabilität und Beständigkeit.

* *Grau* steht für Balance und innere Harmonie.

* *Weiß* und *transparent* wirken klärend und reinigend.

* *Schwarz* hat eine starke und beschützende Ausstrahlung.

Achte aber darauf, dass die Edelsteine nicht gefärbt sind, denn die zugesetzte Farbe kann Giftstoffe über die Haut abgeben! Du erkennst gefärbte Edelsteine an ihrer künstlichen, oftmals schrillen Farbe und an den Farbpünktchen.

Beschäftige dich mit den Prinzipien deines Edelsteins

Wenn du deine Wahl anhand der Farbe oder deiner Intuition getroffen hast, wirst du mitunter überrascht sein, wie sehr dein Stein zu deiner gegenwärtigen Situation passt. Wähle nun gedanklich ein Thema aus, worüber du Klarheit gewinnen möchtest. Ergänze anschließend die Sätze, die zu deinem Edelstein gehören, so dass sie für dich stimmig und sinnvoll werden. Du kannst dies sowohl schriftlich als auch gedanklich tun. So beschäftigst du dich aktiv und spielerisch mit deinen aktuellen Lebensthemen.

Trage deinen Edelstein bei dir wie einen Talisman

Nachdem du dir deine Themen und Herausforderungen bewusst gemacht hast, trage den Edelstein wie einen Glücksbringer oder Talisman bei dir, damit er dich daran erinnert, die Prinzipien in die Tat umzusetzen und Veränderungen zu bewirken. Dazu nimm ihn entweder in der Hosentasche mit, lege ihn nachts unter den Kopfpolster oder noch besser: trage ihn als

Schmuckstück direkt auf der Haut. Edelsteinschmuck hat den Vorteil, dass du mehrere, sich ergänzende Edelsteine bei dir tragen kannst. Dabei sind Ketten am meisten zu empfehlen, da sie mehr Edelsteine beinhalten und somit eine stärkere Ausstrahlung haben. Darüber hinaus liegen sie zentral am Körper über dem Herzen und haben so eine viel intensivere Wirkung als zum Beispiel ein Armband, das sozusagen „weit außerhalb" liegt. Auch Anhänger, die aus einer Edelstein-Kombination gefertigt sind, sind eine gute Alternative zu Ketten, wenn man die Edelsteine regelmäßig wechseln möchte.

Eine harmonische Kombination bilden zum Beispiel schwarzer Turmalin und Rosenquarz. Der schwarze Turmalin ist ein sehr starker Stein, der für Selbstschutz und Grenzen steht. Der sanfte Rosenquarz verkörpert Selbstliebe und Mitgefühl und stellt einen guten Kontrast zu dem Turmalin-„Türsteher" dar. Zusammen bilden diese Edelsteine eine wunderbare Balance, denn wie so oft im Leben ist das eine Extrem nicht besser als das andere.

Wenn du anderen Menschen gegenüber zu nachgiebig bist, wirst du nicht viel mehr davon haben, als wenn du dich ab nun komplett verschließt und nur mehr auf deine eigenen Bedürfnisse achtest.

Das Ziel ist, die perfekte Mitte zu finden. Aus diesem Grund ist Schmuck für mich die beste Möglichkeit, die Kraft der Edelsteine aufeinander abzustimmen und den größten Nutzen daraus zu ziehen.

Mach dich auf den Weg

Betrachte einen Edelstein wie einen guten Freund, einen Wegbegleiter, ein starkes Symbol und ein Stück Natur, das dich an dein natürliches Wesen erinnert.

Und dann, mach dich auf den Weg, du selbst zu werden.

Alles Liebe,
deine Eva

Heilsteine mit Köpfchen

Legende

Feng Shui: Stelle den Edelstein oder Rohstein entsprechend seinem Element in deinen Wohn- oder Arbeitsräumen auf: als Holz-Element an einem Ort des Wachstums und der Weiterentwicklung, als Feuer-Element an einem Platz, an dem du kreativ und leidenschaftlich bist, als Erd-Element in einem Raum, in dem die Familie zusammenkommt oder gegessen wird, als Metall-Element für mehr Struktur und Ordnung und als Wasser-Element an einem Ort der Ruhe und des Rückzugs.

Sternzeichen: Jedes Sternzeichen hat einen Geburtsstein, dessen Prinzipien die Stärken des Sternzeichens fördern. Hinzu kommen die sogenannten „Ausgleichssteine", die dem Sternzeichen dabei helfen können, die speziellen Herausforderungen zu meistern.

Chakren: Jeder Edelstein wird einem oder mehreren Chakren (7 Energiezentren im Körper) zugeordnet. Nutze die entsprechenden Edelsteine zum Beispiel durch Auflegen, um Blockaden zu lösen und die Chakren in Einklang zu bringen.

Das *Wurzelchakra* (rot) liegt in der Höhe des Steißbeins und steht für unsere Wurzeln und die Verbindung zur Erde.

Das *Sakralchakra* (orange) liegt eine Hand breit unter dem Bauchnabel und steht für Lebenslust und Begeisterung.

Das *Solarplexuschakra* (gelb) liegt oberhalb des Bauchnabels in der Höhe des Sonnengeflechts und steht für Energie, Durchsetzungskraft und Aktivität.

Das *Herzchakra* (grün) liegt in der Höhe des Herzens und ist der Mittelpunkt der 7 Chakren. Es steht für bedingungslose Liebe, Mitgefühl und Menschlichkeit.

Das *Halschakra* (blau) in der Höhe des Kehlkopfes steht für Kommunikation und Wahrheit.

Das *Stirnchakra* (violett und indigo) ist auch bekannt als 3. Auge und liegt zwischen den Augenbrauen. Es steht für Weisheit und Erkenntnis.

Das *Kronenchakra* (weiß und violett) liegt auf der Höhe des Scheitelpunkts. Es verbindet uns mit unserem höheren Selbst und steht für Spiritualität.

Wasserbelebung: Manche Edelsteine sind für das Wasser aufgrund ihrer Inhaltsstoffe oder Beschaffenheit nicht geeignet!

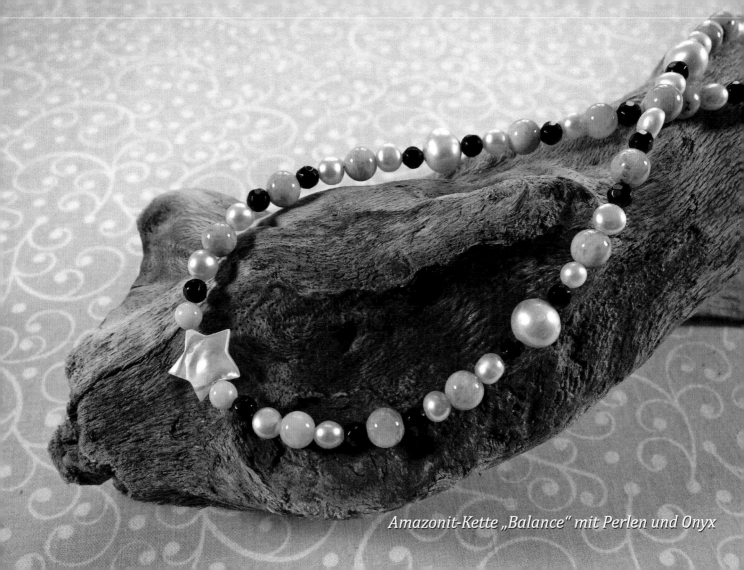

Amazonit-Kette „Balance" mit Perlen und Onyx

Amazonit – Bleib gelassen!

» Wenn ich ...., bin ich ganz entspannt und locker.

» Vor dem Schlafengehen beruhige ich mich mit ....

» So baue ich Spannungen ab: ....

» Wenn ...., möchte ich gelassen bleiben.

» Ich nehme mir ab jetzt auch tagsüber Zeit für ....

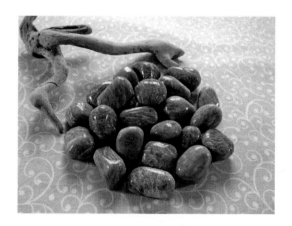

⊙ Element Wasser

♒ Wassermann, Stier

𑀰 Halschakra, Herzchakra

◊ Geeignet

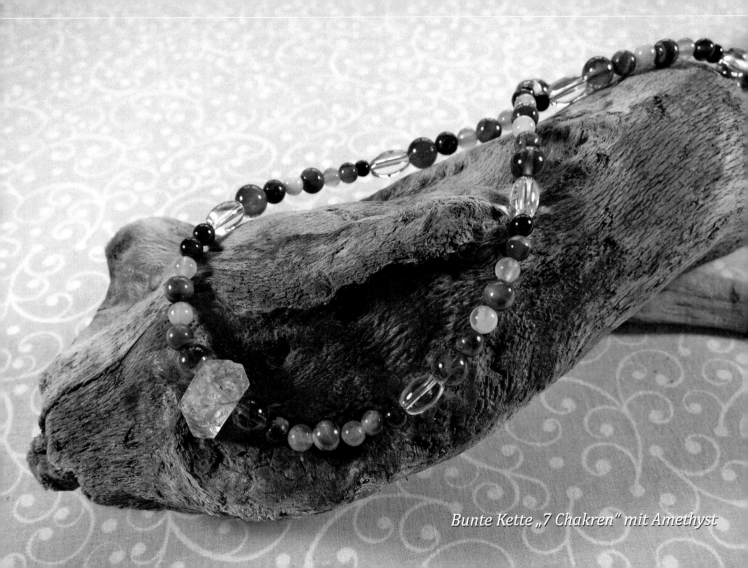

Bunte Kette „7 Chakren" mit Amethyst

Amethyst – Geh in dich!

» Meine Träume offenbaren mir ....

» An diesen Orten kann ich in mich gehen: ....

» Wenn ich in mich hineinhöre, spüre ich ....

» Ich schöpfe neue Kraft aus ....

» Meine innere Weisheit führt mich ....

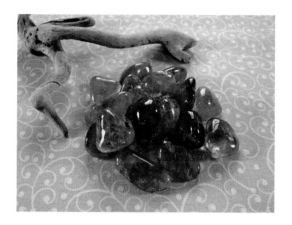

★ Element Feuer

★ Jungfrau, Widder, Schütze, Fische

★ Kronenchakra

★ Geeignet

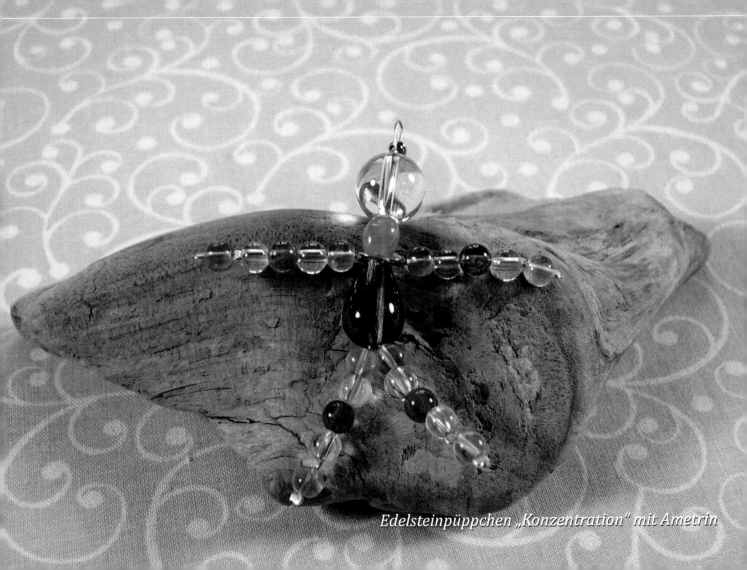

Edelsteinpüppchen „Konzentration" mit Ametrin

Ametrin – Bleib in der Gegenwart!

» Mit diesem vergangenen Erlebnis schließe ich heute ab: ....

» Grübelei kann ich am besten mit .... stoppen.

» Um meinen Geist zu sammeln, werde ich ....

» Darauf möchte ich mich in der Gegenwart konzentrieren: ....

» Das kann ich sofort tun: ....

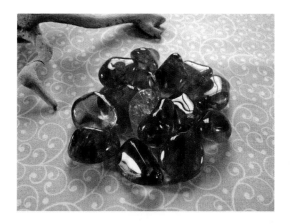

Element Feuer

Jungfrau, Waage

Kronenchakra, Wurzelchakra

Geeignet

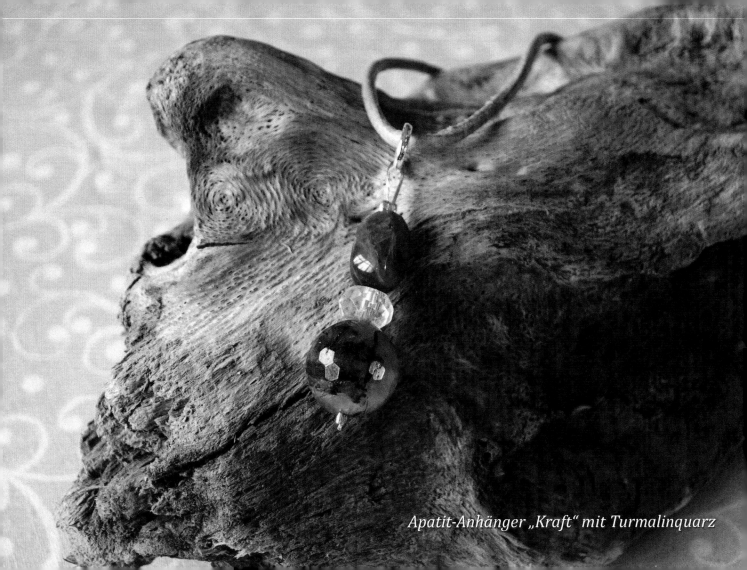

Apatit-Anhänger „Kraft" mit Turmalinquarz

Apatit – Motiviere dich!

» Diese Menschen inspirieren mich: ...., weil ....

» Für .... möchte ich mich wieder motivieren.

» Mit .... möchte ich meinen Einsatz belohnen.

» Durch .... schöpfe ich neue Kraft.

» Mit .... bringe ich Abwechslung in meinen Alltag.

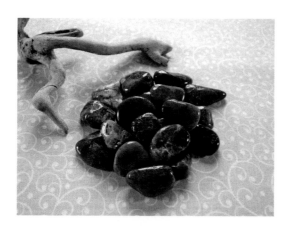

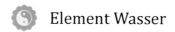 Element Wasser

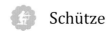 Schütze

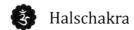 Halschakra

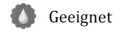 Geeignet

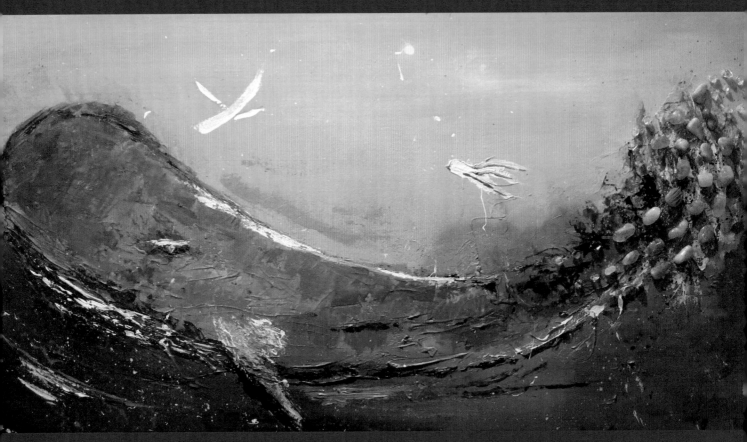

Edelsteinbild „Lange Reise" mit Aquamarin

Aquamarin – Erreiche dein Ziel!

» Dieses Ziel möchte ich in naher Zukunft erreichen: ....

» Dazu brauche ich ....

» Um dranzubleiben, kann ich ....

» Diese Personen darf ich um Hilfe bitten: ....

» Als 1. Schritt unternehme ich: ....

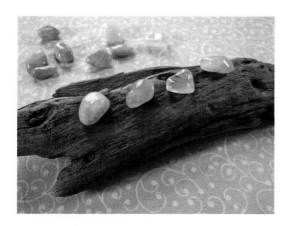

Element Wasser

Zwillinge, Wassermann, Waage, Fische

Halschakra, Herzchakra

Geeignet

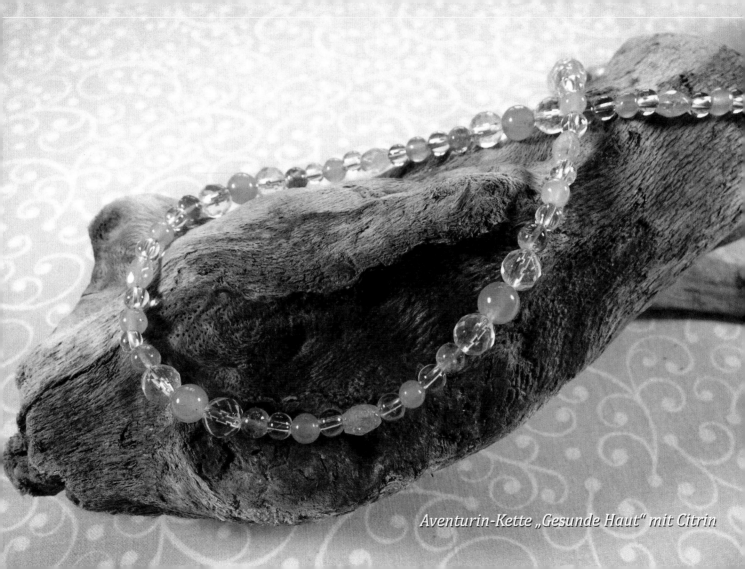

Aventurin-Kette „Gesunde Haut" mit Citrin

Aventurin – Entspann dich!

» Meine Freizeit verbringe ich am liebsten ....

» Bei .... kann ich mich am besten regenerieren und erholen.

» Um von der Arbeit abzuschalten, ...

» Ich .... zu viel und möchte stattdessen mehr ....

» Für meine Leistungen möchte ich mich mit .... belohnen.

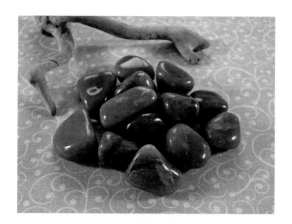

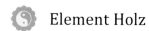 Element Holz

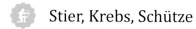 Stier, Krebs, Schütze

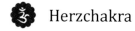 Herzchakra

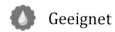 Geeignet

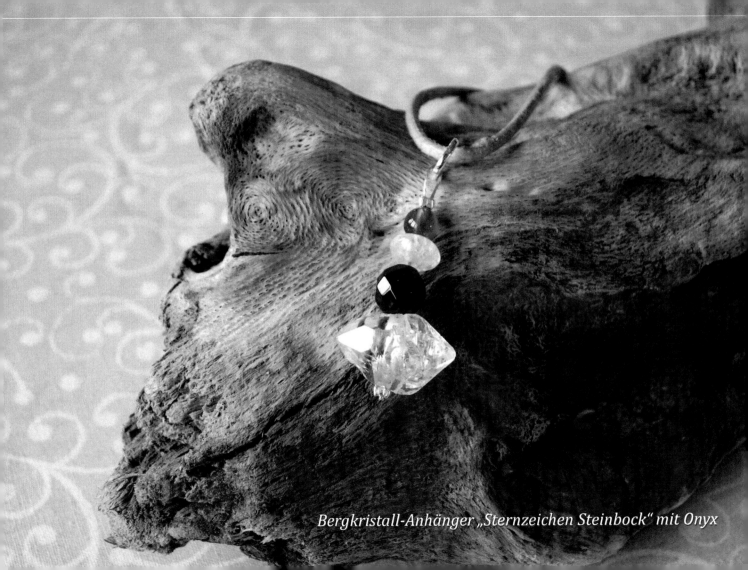

Bergkristall-Anhänger „Sternzeichen Steinbock" mit Onyx

Bergkristall – Erkenne dich!

» Bei .... kann ich am besten klare Gedanken fassen.

» Während .... möchte ich einen kühlen Kopf bewahren.

» Von .... möchte ich mich befreien.

» Dieses Verhaltensmuster möchte ich ablegen: ....

» Statt .... greife ich zu dieser Ersatzhandlung: ....

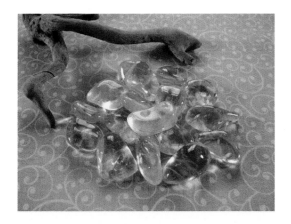

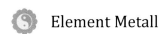 Element Metall

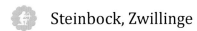 Steinbock, Zwillinge

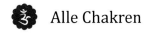 Alle Chakren

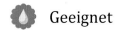 Geeignet

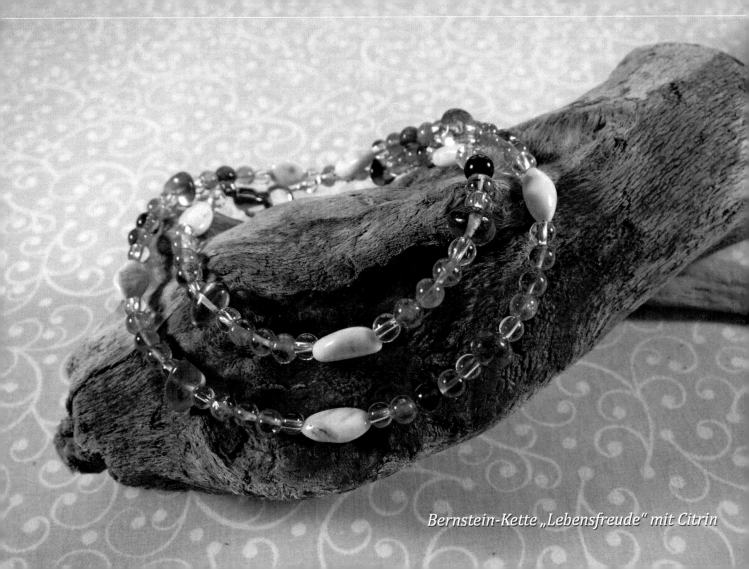

Bernstein-Kette „Lebensfreude" mit Citrin

Bernstein – Sei unbeschwert!

» Beim .... genieße ich nur den Moment.

» In Gegenwart von .... fühle ich mich unbeschwert.

» Ich möchte gerne wieder einmal .... spielen.

» Diese Pflicht darf ich auch einmal für einen Tag vergessen: ....

» Wenn ich nochmal Kind wäre, würde ich ....

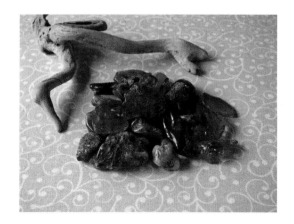

Element Erde

Zwillinge, Löwe, Jungfrau, Krebs

Solarplexuschakra, Wurzelchakra

Geeignet

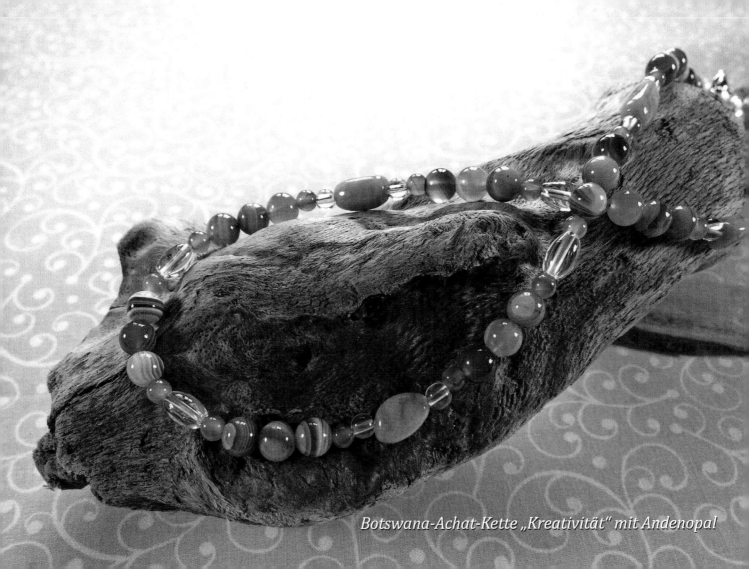

Botswana-Achat-Kette „Kreativität" mit Andenopal

Botswana-Achat – Sei kreativ!

» Ohne Selbstzweifel würde ich ....

» Über .... drücke ich meine Gefühle am besten aus.

» Bei .... kann ich hemmungslos sein.

» Während .... vergesse ich alles um mich herum.

» Wenn ich ...., bin ich besonders kreativ.

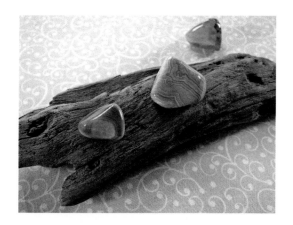

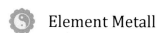 Element Metall

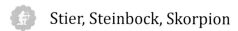 Stier, Steinbock, Skorpion

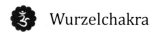 Wurzelchakra

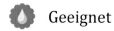 Geeignet

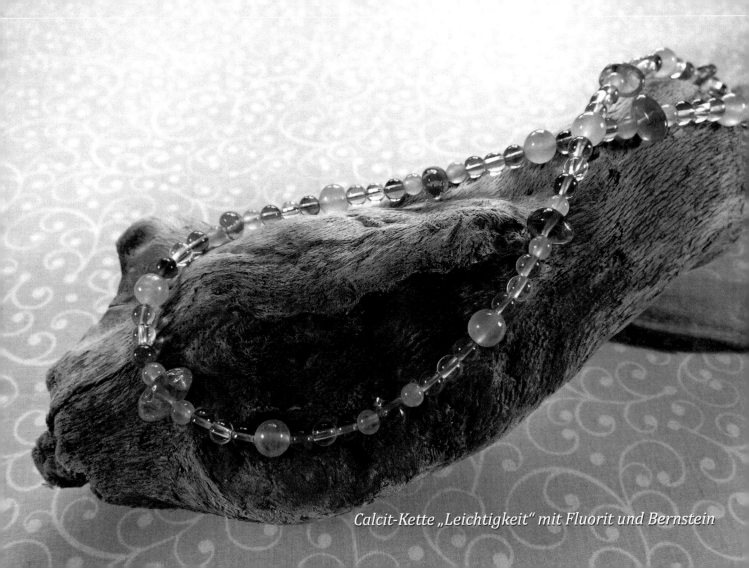

Calcit-Kette „Leichtigkeit" mit Fluorit und Bernstein

Calcit – Finde deine jugendliche Kraft!

» Wenn ich jünger wäre, würde ich ....

» Beim .... spüre ich meinen jugendlichen Eifer.

» .... (Menschen/Tiere) halten mich jung, indem ....

» .... möchte ich endlich anpacken.

» Meine Erfahrung hilft mir dabei, ...

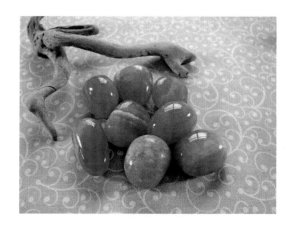

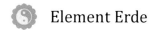 Element Erde

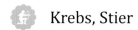 Krebs, Stier

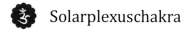 Solarplexuschakra

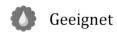 Geeignet

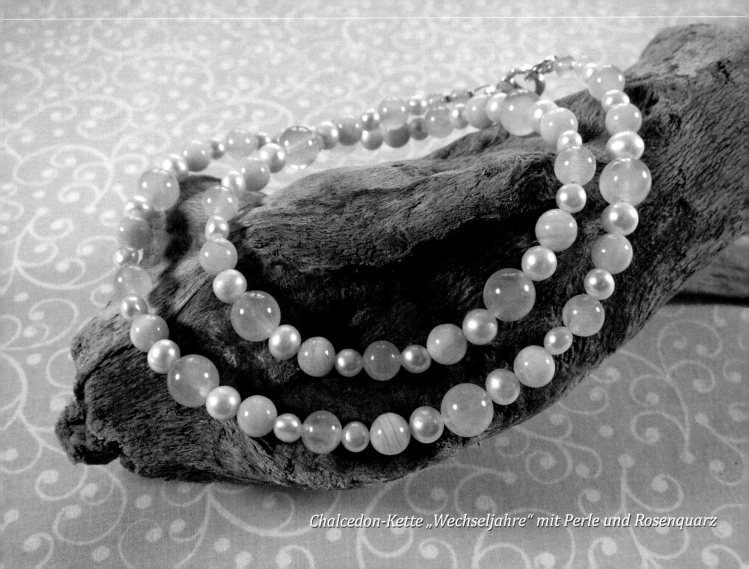

Chalcedon-Kette „Wechseljahre" mit Perle und Rosenquarz

Chalcedon – Teil dich mit!

» Meine Kommunikation mit .... möchte ich verbessern.

» Anstatt .... teile ich meine Gefühle ehrlich mit.

» Ich möchte meine Meinung nicht mehr zurückhalten, nur um ....

» Ich sage, was ich denke, damit ....

» Ich höre zu, was .... zu sagen hat, damit ....

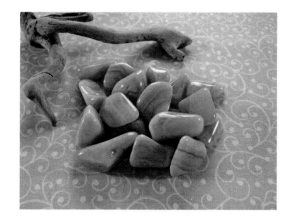

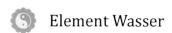 Element Wasser

Schütze, Zwillinge, Wassermann

Halschakra, Stirnchakra

Geeignet

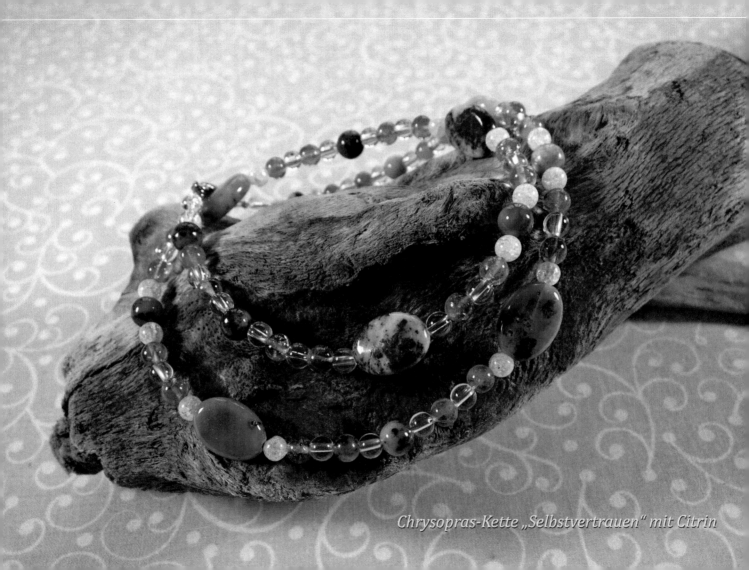

Chrysopras-Kette „Selbstvertrauen" mit Citrin

Chrysopras – Hab Vertrauen in dich!

» Bei .... fühle ich mich sicher und selbstbewusst.

» In .... möchte ich selbstbewusster werden.

» Mit .... möchte ich aufhören, da es mir nicht besonders liegt.

» Mit Kritik möchte ich .... umgehen.

» Auf .... kann ich stolz sein!

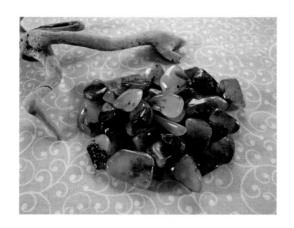

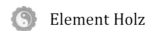 Element Holz

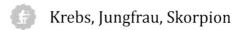 Krebs, Jungfrau, Skorpion

Herzchakra

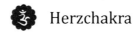 Geeignet

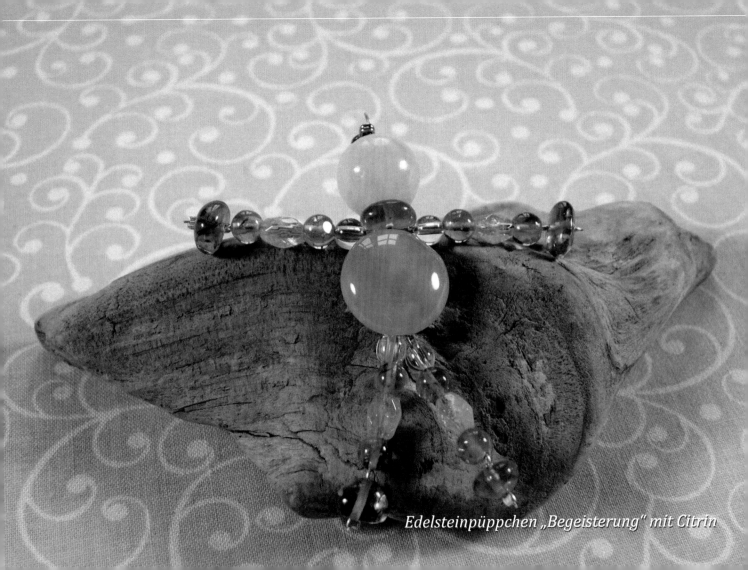

Edelsteinpüppchen „Begeisterung" mit Citrin

Citrin – Begeistere dich!

» Ich begeistere mich für ....

» Ich wollte schon immer einmal ....

» .... lässt mich morgens aus dem Bett springen.

» .... ist für mich keine Arbeit, sondern Vergnügen.

» Bei .... fühle ich mich lebendig und voller Tatendrang.

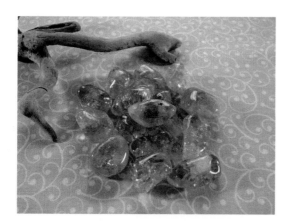

Element Erde

Zwillinge, Jungfrau, Löwe, Steinbock

Solarplexuschakra, Sakralchakra

Geeignet

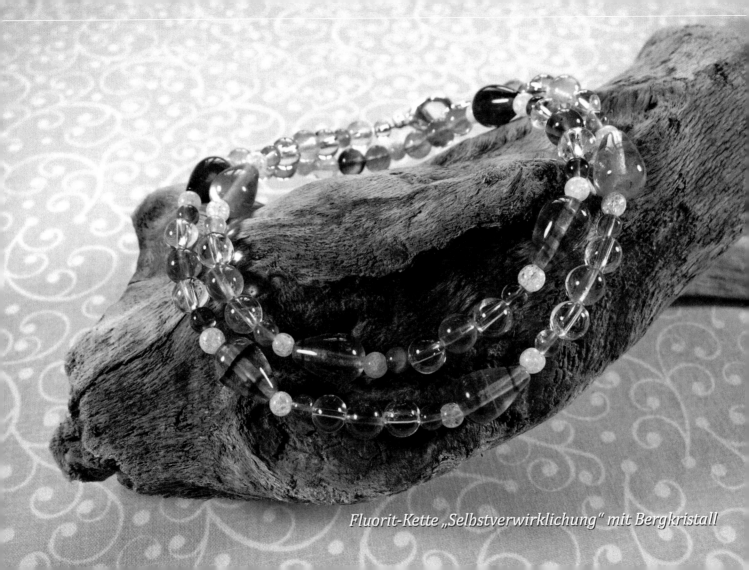

Fluorit-Kette „Selbstverwirklichung" mit Bergkristall

Fluorit – Sei du selbst!

» Diese fremden Gedanken möchte ich abschütteln: ....

» Diese Schutzmechanismen möchte ich ablegen: ....

» Ich befreie mich von ....

» Von der Meinung von .... lasse ich mich nicht mehr beeinflussen.

» Ich bin ich selbst, wenn ....

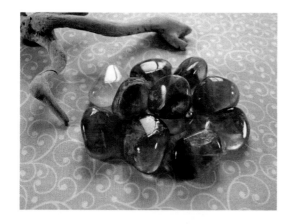

Element Holz

Fische, Wassermann, Skorpion

Halschakra

Geeignet

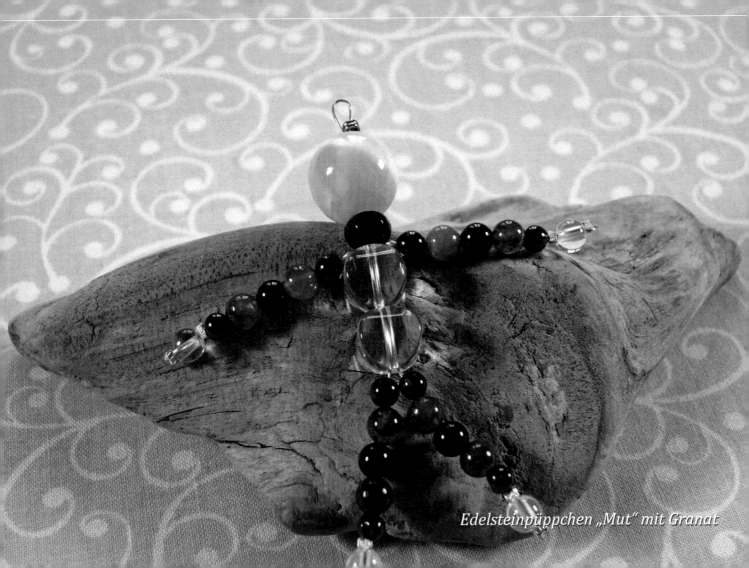

Edelsteinpüppchen „Mut" mit Granat

Granat – Stell dich deiner Angst!

» .... ist mir wichtiger als meine Angst.

» Trotz meiner Angst möchte ich ....

» Wenn ich Mut beweise, gewinne ich dadurch ....

» Ich verlasse meine Wohlfühlzone zugunsten von ....

» Als 1. Schritt in die Freiheit werde ich: ....

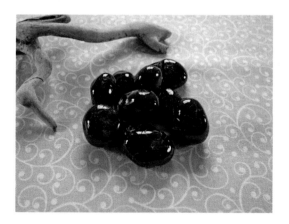

Element Feuer

Skorpion, Widder, Fische

Wurzelchakra

Geeignet

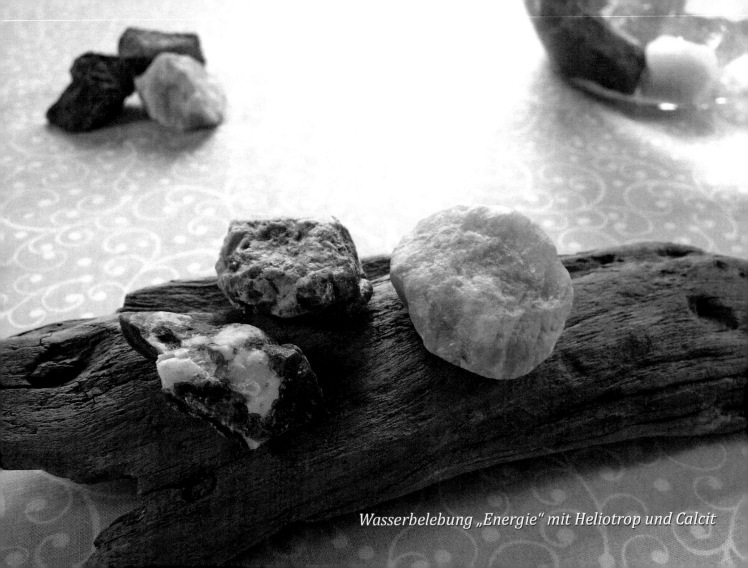

Wasserbelebung „Energie" mit Heliotrop und Calcit

Heliotrop – Kümmere dich zuerst um dich selbst!

» Durch .... kann ich mitfühlen, statt mitzuleiden.

» Meine Schuldgefühle wegen .... lege ich ab.

» Mit .... leiste ich .... Hilfe zur Selbsthilfe.

» Ich nehme mir regelmäßig Zeit für ...., damit ....

» Ich achte darauf, dass es mir gut geht, um ....

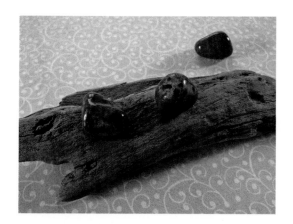

 Element Holz

 Jungfrau, Waage

 Herzchakra, Solarplexuschakra

 Geeignet

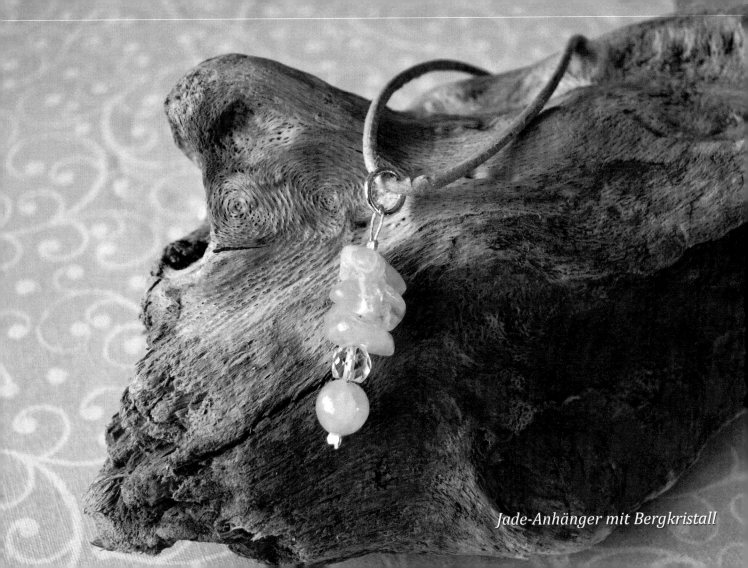

Jade-Anhänger mit Bergkristall

Jade – Komm in deine Mitte!

» Diesen inneren Kampf möchte ich lösen: ....

» Ich pendle zwischen zwei Extremen: .... und ....

» Die Mitte lautet: ....

» Durch .... fühle ich mich ausgeglichener.

» Innere Harmonie erschaffe ich, indem ich ....

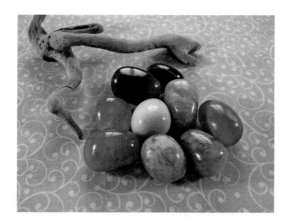

⚫ Element Holz

⚫ Waage, Krebs, Wassermann, Fische

⚫ Herzchakra, Stirnchakra

⚫ Geeignet

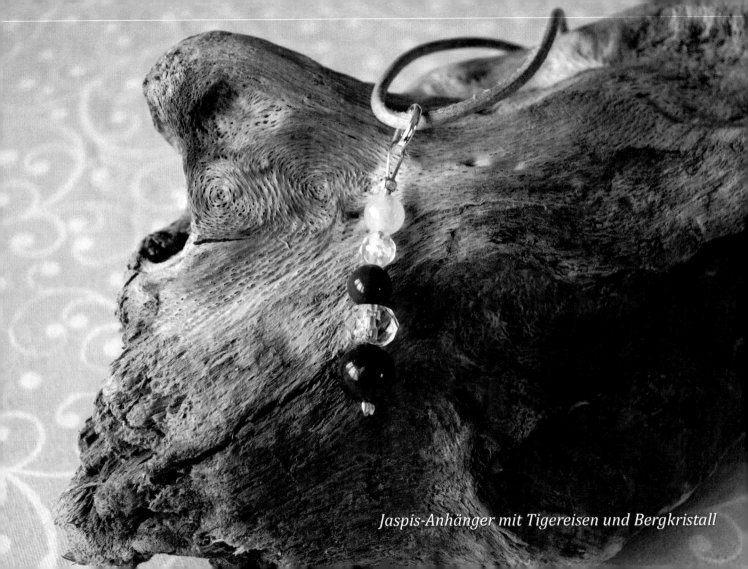

Jaspis-Anhänger mit Tigereisen und Bergkristall

Jaspis – Löse deine Konflikte!

» Den Konflikt zwischen .... möchte ich lösen.

» Für die Lösung kann ich .... beitragen.

» Zu meiner Meinung .... möchte ich stehen.

» Diesen Kompromiss kann ich eingehen: ....

» Mein 1. Schritt lautet: ....

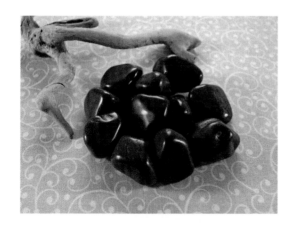

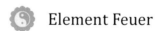 Element Feuer

Widder, Jungfrau, Steinbock

Solarplexuschakra

Geeignet

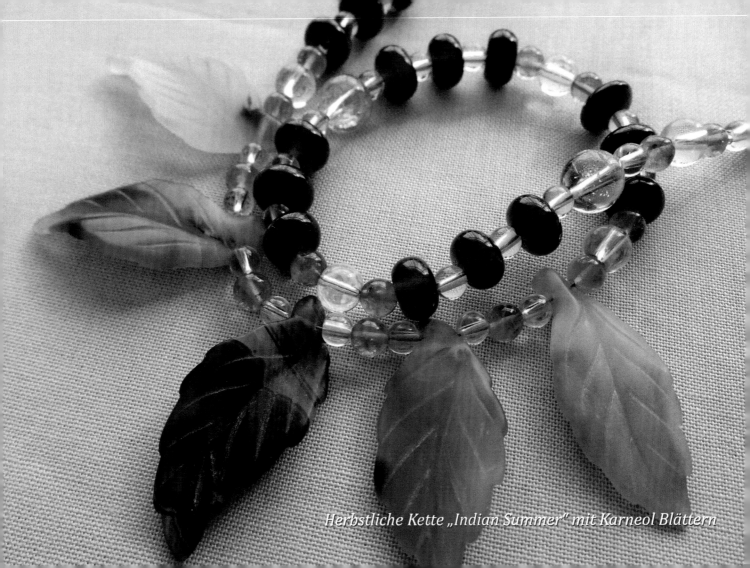

Herbstliche Kette „Indian Summer" mit Karneol Blättern

Karneol – Lass dir Zeit und genieße!

» Im Alltag möchte ich .... ab jetzt mehr genießen.

» Bei .... kann ich hemmungslos sein.

» Diesen Moment möchte ich auskosten: ....

» Mit .... verwöhne ich mich heute so richtig.

» Für .... lasse ich mir heute besonders viel Zeit.

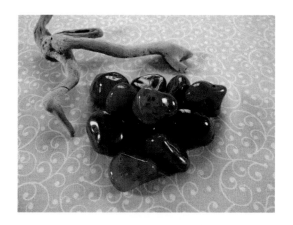

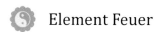 Element Feuer

Jungfrau, Stier, Widder, Zwillinge

Sakralchakra, Wurzelchakra

Geeignet

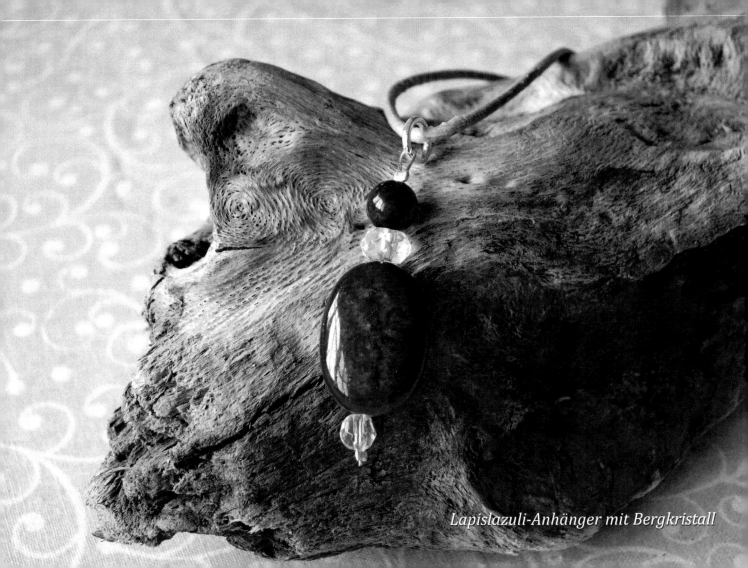

Lapislazuli-Anhänger mit Bergkristall

Lapislazuli – Sei authentisch!

» Ich möchte zeigen wie ich bin, damit ....

» Ich möchte mich nicht mehr verstecken, nur weil ....

» Ich kann mich zeigen, wie ich bin, wenn ....

» Gegenüber .... möchte ich mein wahres Ich offenbaren.

» Ich bin liebenswert, weil ....

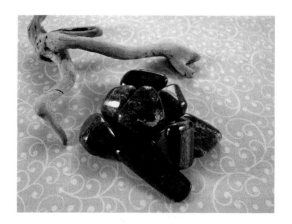

Element Wasser

Schütze, Jungfrau, Waage

Halschakra, Stirnchakra

Nicht geeignet

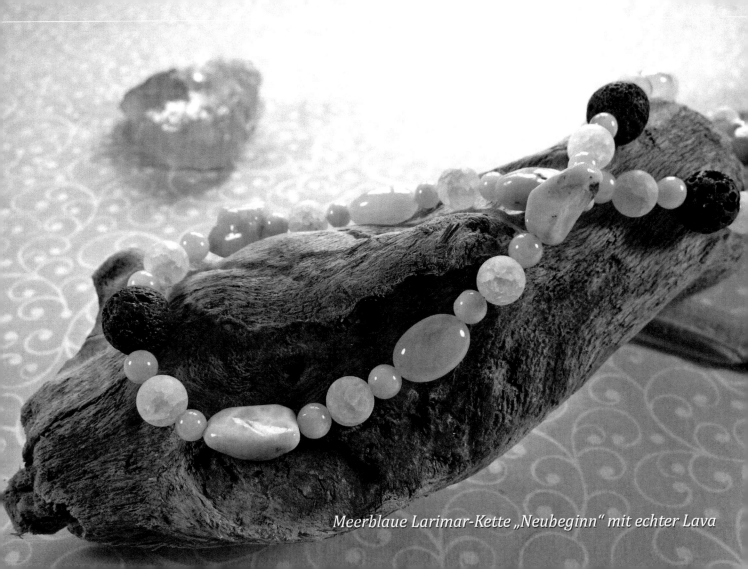

Meerblaue Larimar-Kette „Neubeginn" mit echter Lava

Larimar – Nimm dein Leben selbst in die Hand!

» Bei .... betrachte ich mich selbst nicht länger als Opfer.

» Für .... möchte ich kämpfen.

» .... möchte ich nehmen, wie es ist.

» .... nehme ich endlich selbst in die Hand.

» Ich handle eigenverantwortlich, indem ....

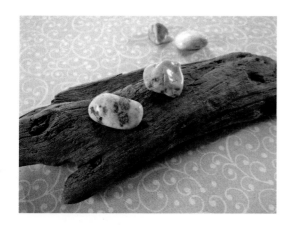

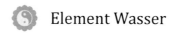 Element Wasser

 Löwe

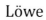 Herzchakra

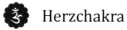 Geeignet

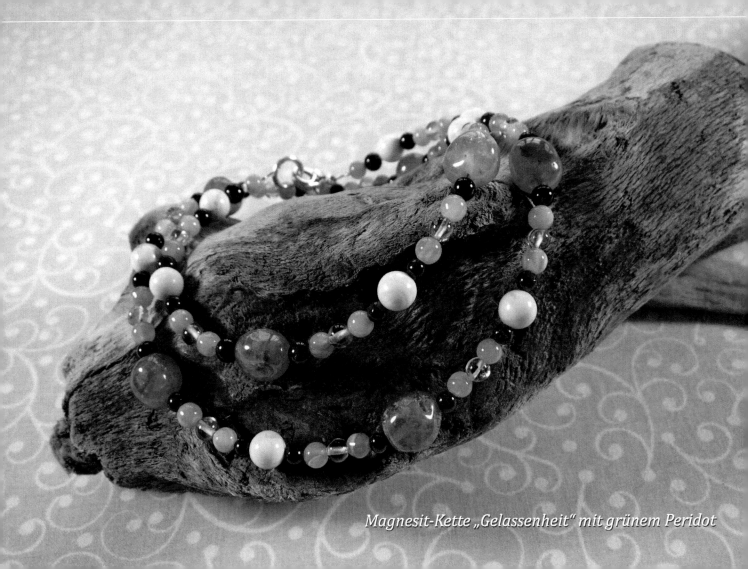

Magnesit-Kette „Gelassenheit" mit grünem Peridot

Magnesit – Bleib locker!

» .... kann ich auch lockerer sehen.

» Die Kontrolle für .... möchte ich loslassen.

» Beim .... kann ich mich entspannen.

» Über .... sollte ich auch einmal lachen.

» Bei .... kann ich ganz ich selbst sein.

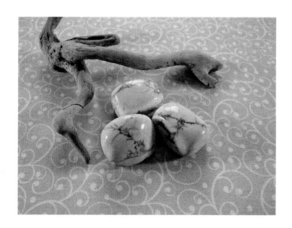

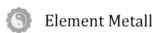 Element Metall

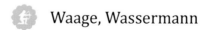 Waage, Wassermann

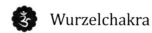 Wurzelchakra

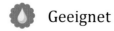 Geeignet

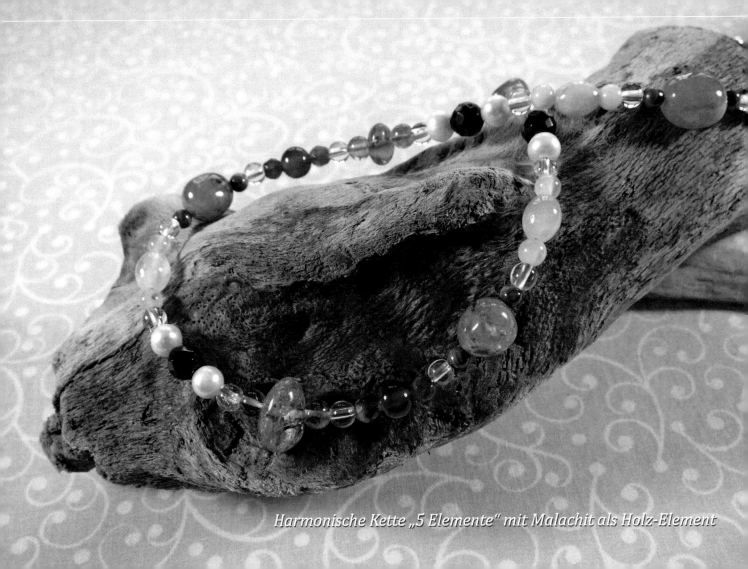

Harmonische Kette „5 Elemente" mit Malachit als Holz-Element

Malachit – Lerne die Sprache deines Körpers!

» Mein/e .... reagiert auf psychische Belastungen, indem ....

» .... schlägt mir auf den Magen/raubt mir den Atem/geht mir an die Nieren.

» Meine Symptome möchten mir sagen, dass ....

» Mein Körper hilft mir zu erkennen, dass ....

» Um meinen Körper zu unterstützen, ...

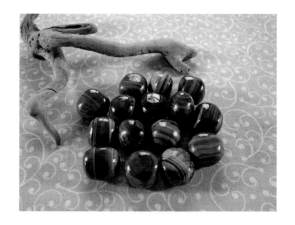

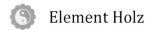 Element Holz

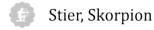 Stier, Skorpion

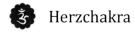 Herzchakra

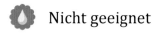 Nicht geeignet

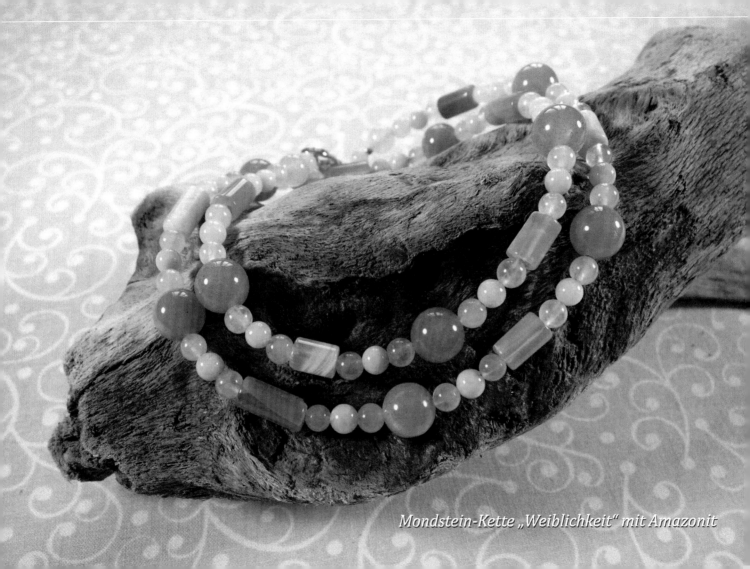

Mondstein-Kette „Weiblichkeit" mit Amazonit

Mondstein – Lebe deine Weiblichkeit!

» Meine stärkste weibliche Eigenschaft ist: ....

» An meinem Körper mag ich: ....

» So respektiere ich meinen natürlichen Zyklus: ....

» .... fühle ich mich sinnlich.

» Ich lebe meine wahren Gefühle: Sanftheit, Wildheit, ...

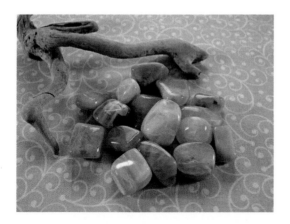

Element Metall

Krebs, Fische, Wassermann, Schütze

Halschakra

Geeignet

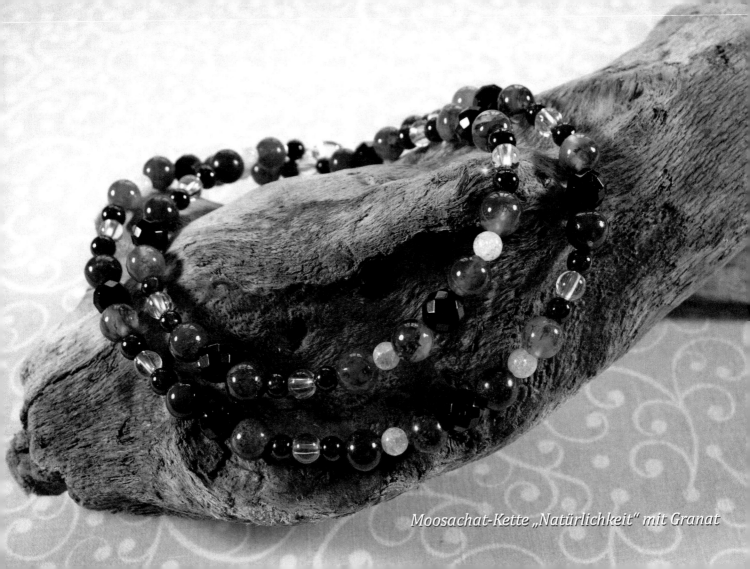

Moosachat-Kette „Natürlichkeit" mit Granat

Moosachat – Finde zu deiner natürlichen Kraft!

» Dieser Ort in der Natur weckt meine Kräfte: ....

» Am ehesten fühle ich mich wohl: am Wasser / in den Bergen / im Wald / in der Sonne

» Beim .... bin ich mich ganz in meinem Element.

» Die Natur gibt mir ....

» Ich gebe der Natur .... zurück.

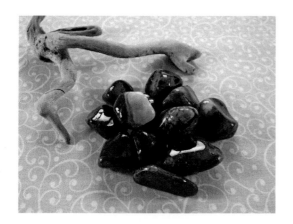

Element Holz

Zwillinge, Steinbock, Stier

Herzchakra

Geeignet

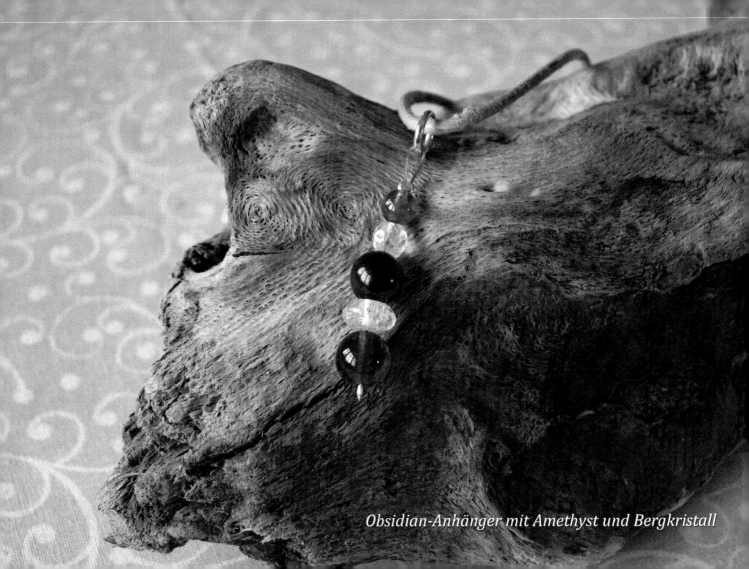

Obsidian-Anhänger mit Amethyst und Bergkristall

Obsidian – Reflektiere dich selbst!

» Ich verdränge gerne, dass ....

» Meine Fähigkeit, zu ...., möchte gelebt werden.

» Aus der Vogelperspektive erkenne ich, dass ....

» Meine Stärken .... möchte ich nutzen.

» Meine Schwächen .... möchte ich akzeptieren.

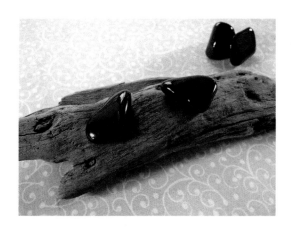

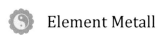 Element Metall

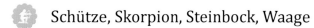 Schütze, Skorpion, Steinbock, Waage

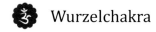 Wurzelchakra

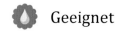 Geeignet

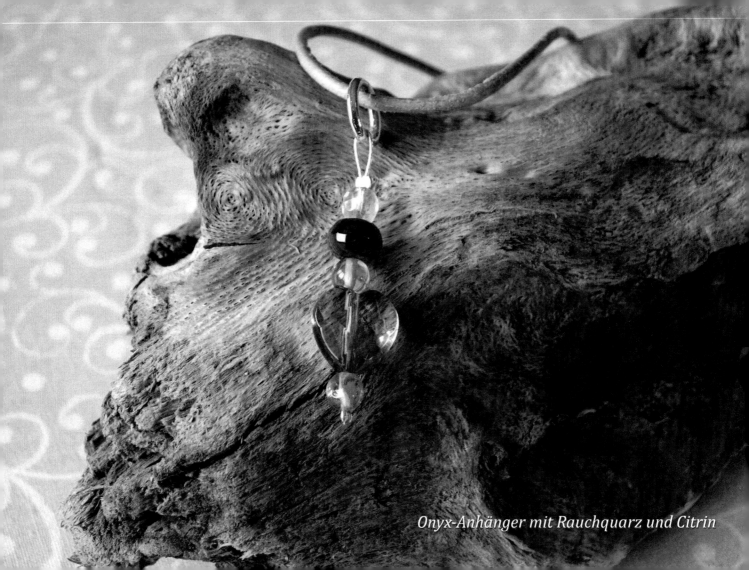

Onyx-Anhänger mit Rauchquarz und Citrin

Onyx – Setz dich durch!

» Für .... möchte ich einstehen.

» .... möchte ich klare Grenzen zeigen.

» Von meiner Angst, ..., lasse ich mich nicht mehr beherrschen.

» Für .... möchte ich mich starkmachen.

» .... möchte ich noch heute durchsetzen.

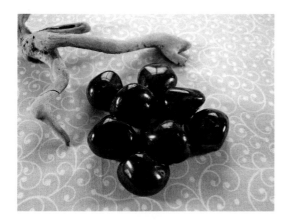

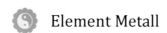 Element Metall

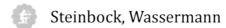 Steinbock, Wassermann

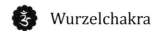 Wurzelchakra

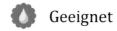 Geeignet

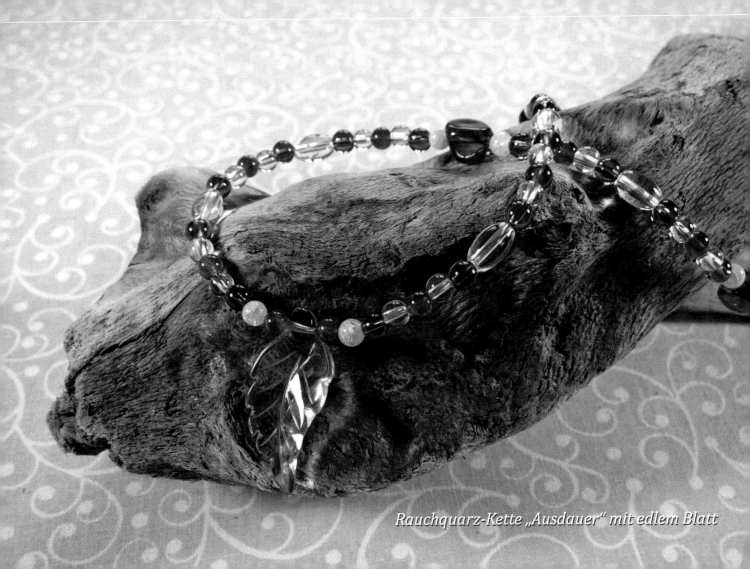

Rauchquarz-Kette „Ausdauer" mit edlem Blatt

Rauchquarz – Zieh's durch oder zieh weiter!

» Bei .... baue ich am besten Stress ab.

» .... sollte ich loslassen und aufgeben.

» Es ist die Mühe nicht wert, weil ....

» .... möchte ich durchhalten.

» Es lohnt sich für mich, weil ....

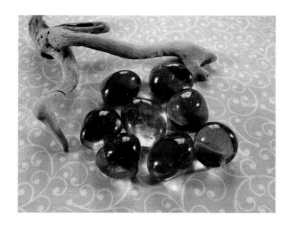

Element Metall

Waage, Stier, Steinbock

Wurzelchakra

Geeignet

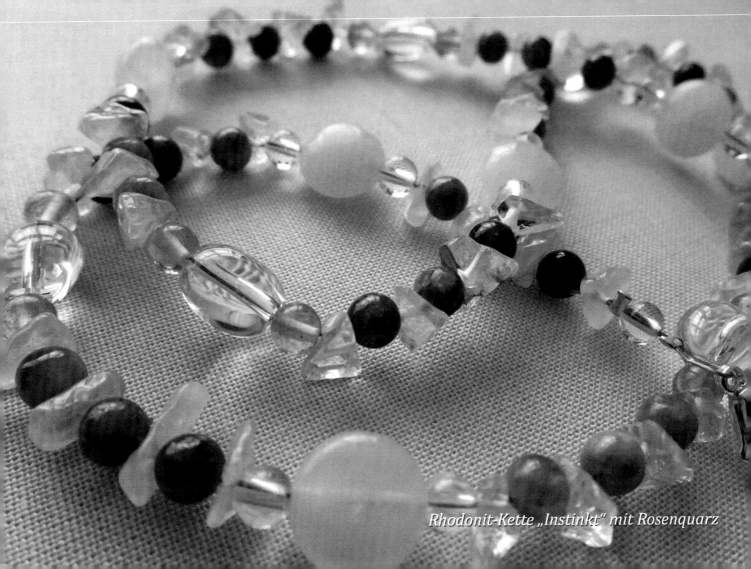

Rhodonit-Kette „Instinkt" mit Rosenquarz

Rhodonit – Lass deine Trauer zu!

» Ich lasse den Schmerz über .... bewusst zu.

» Um meine Trauer zu verarbeiten, hilft mir ....

» Ich nehme mir in dieser Phase besonders Zeit für ....

» Hier kann ich jederzeit Kontakt zu meiner Trauer aufnehmen: ....

» Durch Erzählungen und ein Lächeln bleibt .... Teil meines Lebens.

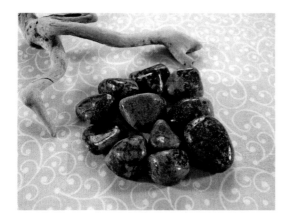

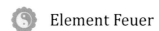 Element Feuer

 Stier

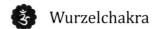 Wurzelchakra

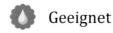 Geeignet

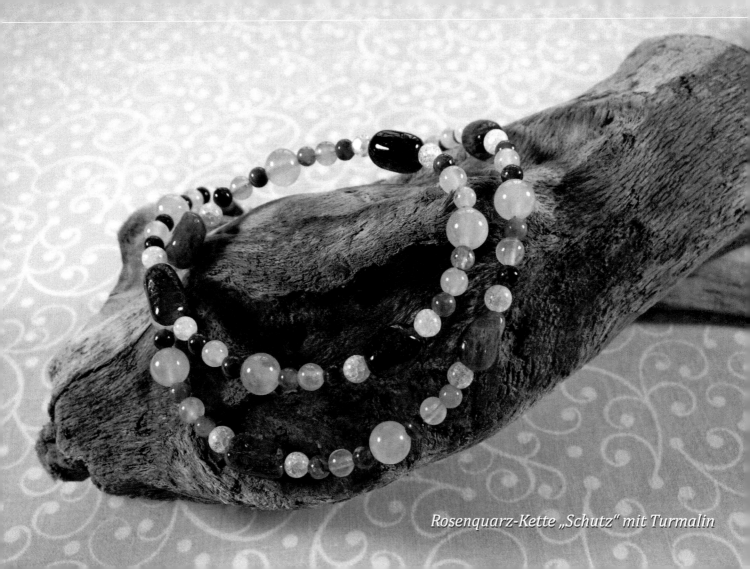

Rosenquarz-Kette „Schutz" mit Turmalin

Rosenquarz – Liebe dich selbst!

» Mein Bedürfnis .... darf ich klar kommunizieren.

» Ich möchte mich selbst behandeln wie ....

» Gegenüber .... möchte ich sanft, aber bestimmt sein.

» Diese Schwäche an mir möchte ich besser annehmen: ....

» Ich lasse .... los und verzeihe ....

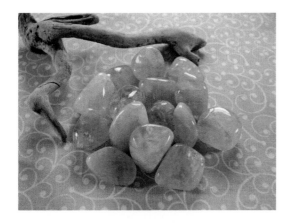

Element Feuer

Waage, Stier, Zwillinge, Fische, Schütze

Wurzelchakra

Geeignet

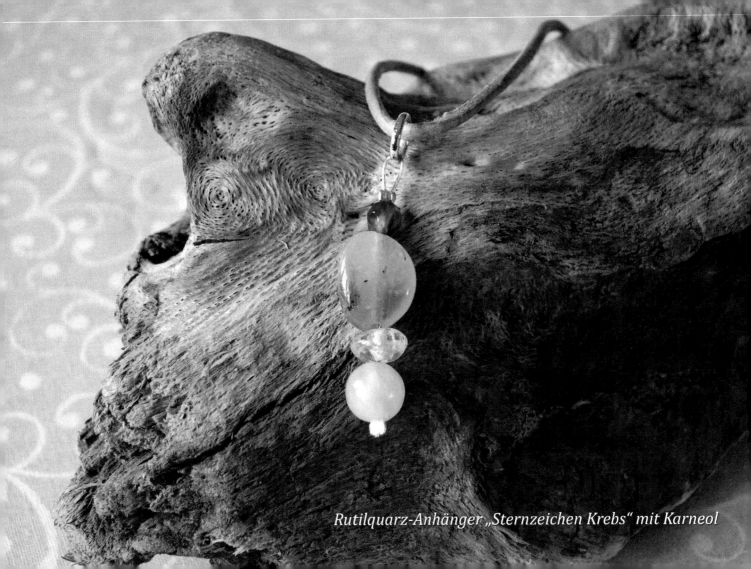

Rutilquarz-Anhänger „Sternzeichen Krebs" mit Karneol

Rutilquarz – Befreie dich!

» Freiheit bedeutet für mich: ....

» In meinen Tagträumen ....

» Indem ich ...., werde ich unabhängig von ....

» Meine Fähigkeit .... hilft mir dabei, unabhängig zu werden.

» Mein 1. Schritt in die Freiheit ist: ....

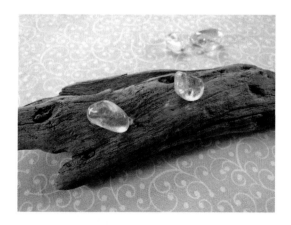

Element Metall

Krebs

Solarplexuschakra, Halschakra

Geeignet

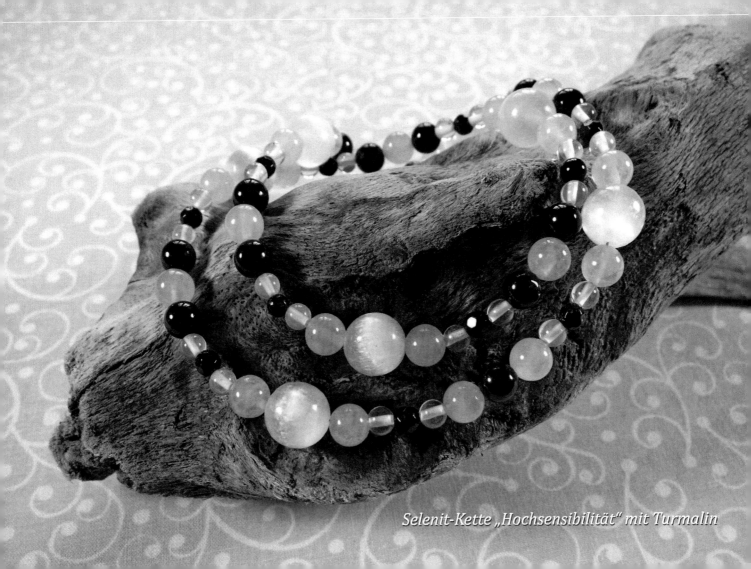

Selenit-Kette „Hochsensibilität" mit Turmalin

Selenit – Nutze deine Hochsensibilität!

» Meine Hochsensibilität nutze ich für ....

» Durch meine Hochsensibilität kann ich besser ....

» Mit meiner Hochsensibilität helfe ich ....

» Beim .... verarbeite ich äußere Reize.

» Ich nehme bewusst Abstand von ....

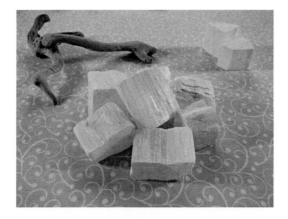

⊙ Element Metall

⊙ Löwe

⊙ Wurzelchakra, Sakralchakra

⊙ Geeignet

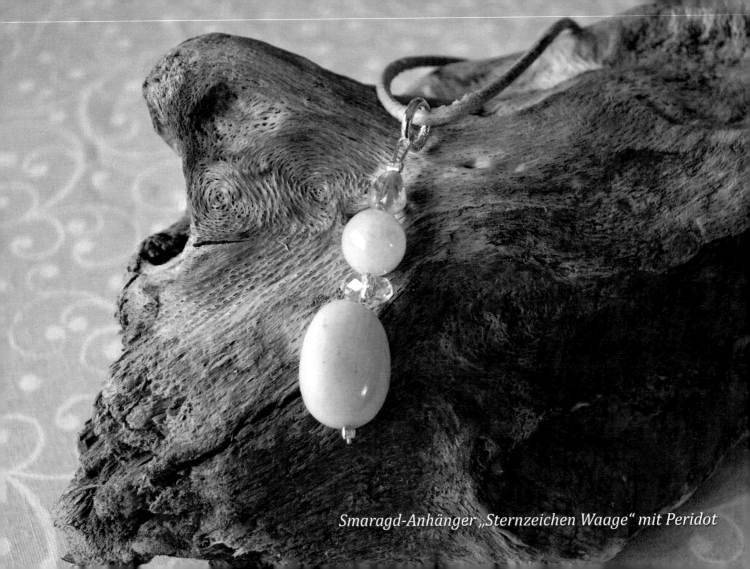

Smaragd-Anhänger „Sternzeichen Waage" mit Peridot

Smaragd – Sei individuell!

» .... zeichnet mich besonders aus.

» Auf meine Fähigkeit, zu ...., bin ich stolz.

» Mein individueller Weg führt mich ....

» Ich bin einzigartig, weil ....

» Ich bin für mich selbst verantwortlich, deshalb ....

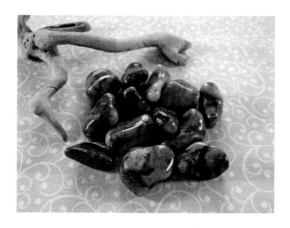

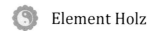 Element Holz

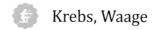 Krebs, Waage

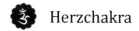 Herzchakra

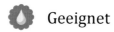 Geeignet

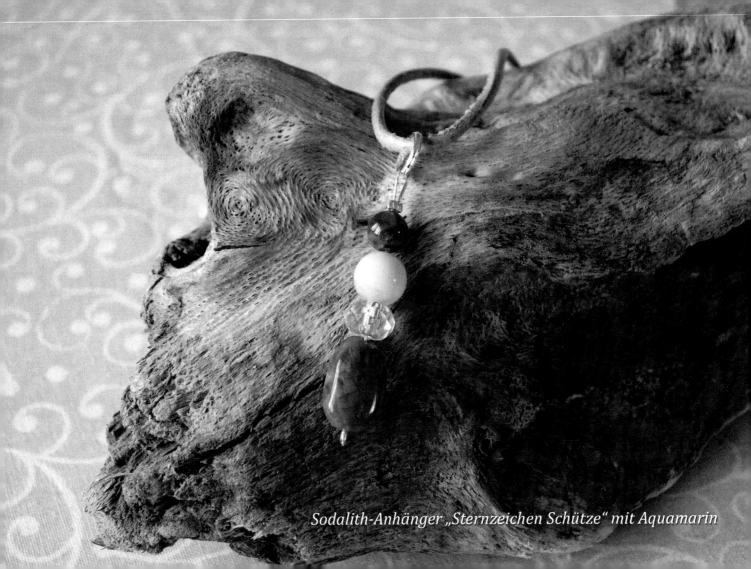

Sodalith-Anhänger „Sternzeichen Schütze" mit Aquamarin

Sodalith – Steh zu dir!

» Gegenüber .... möchte ich meinen Standpunkt .... vertreten.

» Meine Schuldgefühle wegen .... lege ich ab.

» Um meine Wünsche zu verwirklichen, werde ich ....

» Von .... lasse ich mich nicht mehr beeinflussen.

» Ich stehe dazu, dass ich ....

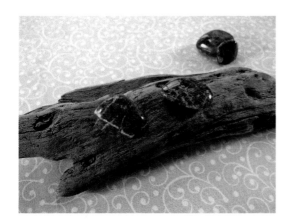

Element Wasser

Schütze, Krebs

Halschakra, Stirnchakra

Geeignet

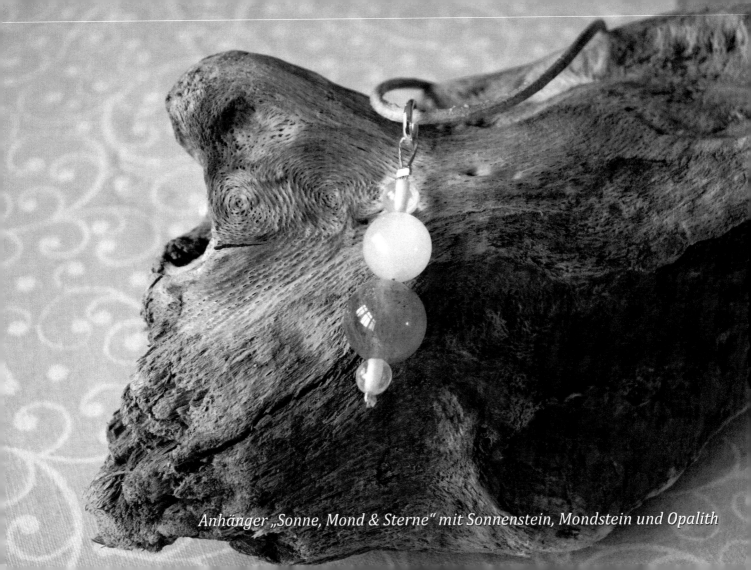

Anhänger „Sonne, Mond & Sterne" mit Sonnenstein, Mondstein und Opalith

Sonnenstein – Finde das Glück!

» Ich lache über: mich, ...

» Während .... bin ich überglücklich.

» Für .... bin ich sehr dankbar.

» Im Alltag erfreue ich mich an ....

» Glück ist für mich ....

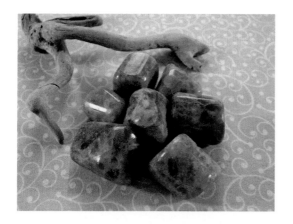

Element Feuer

Steinbock

Sakralchakra

Geeignet

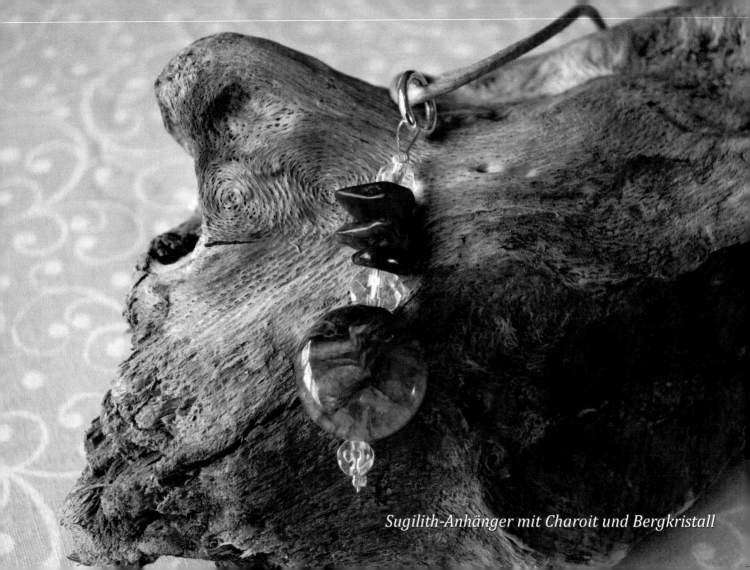

Sugilith-Anhänger mit Charoit und Bergkristall

Sugilith – Verwirkliche dich!

» Diese Vision möchte ich verwirklichen: ....

» Dafür nutze ich meine Fähigkeit, zu ....

» Dazu löse ich mich von: ....

» Diese Werte möchte ich dabei verkörpern: ....

» Meine Berufung lautet: ....

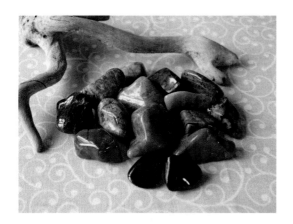

Element Feuer und Wasser

Fische, Waage

Stirnchakra

Geeignet

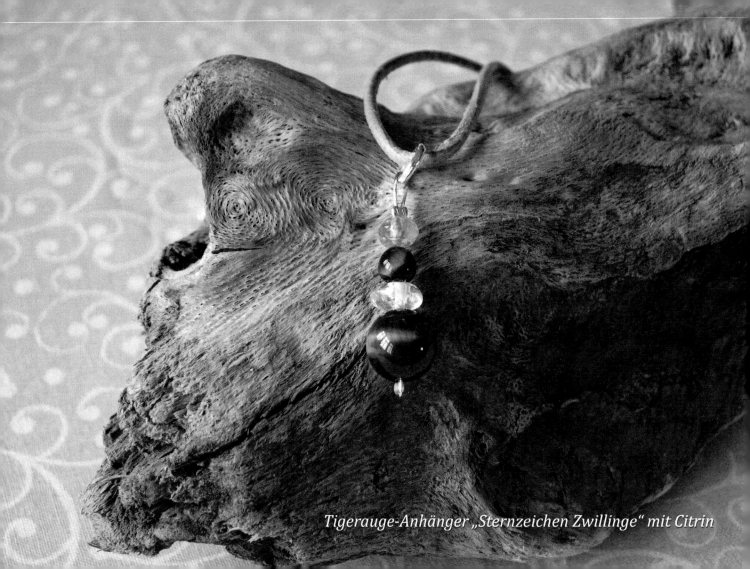

Tigerauge-Anhänger „Sternzeichen Zwillinge" mit Citrin

Tigerauge – Entscheide dich!

» Diese Entscheidung möchte ich schon längst treffen: ....

» Mein Bauchgefühl sagt mir, ...

» Mein Verstand sagt mir, ...

» Ich entscheide mich für: ....

» Als 1. Schritt unternehme ich: ....

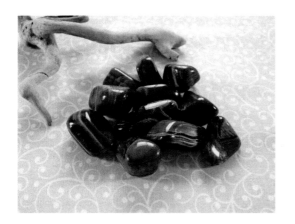

Element Erde (gelb) und Feuer (rot)

Jungfrau, Zwillinge, Löwe

Solarplexuschakra

Giftig!

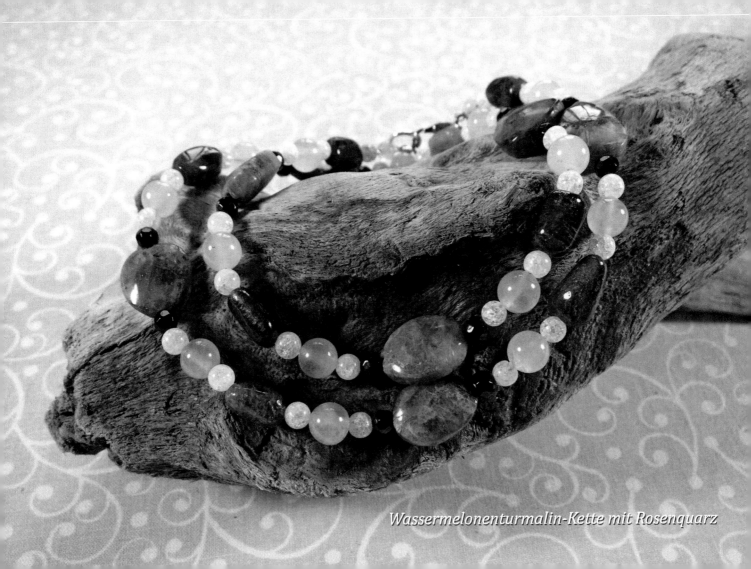

Wassermelonenturmalin-Kette mit Rosenquarz

Turmalin – Schütze dich!

» .... gibt mir Kraft.

» Von .... lasse ich mir keine Energie mehr rauben.

» Vor .... möchte ich mich besser schützen.

» Bei .... setze ich ab jetzt klare Grenzen.

» Der 1. Schritt, um mich selbst zu schützen, ist: ....

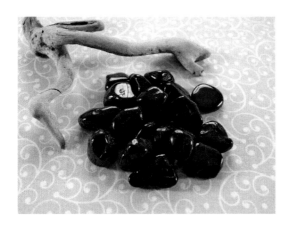

Element Metall

Löwe (gelb, braun), Jungfrau (rot)

Alle Chakren

Geeignet

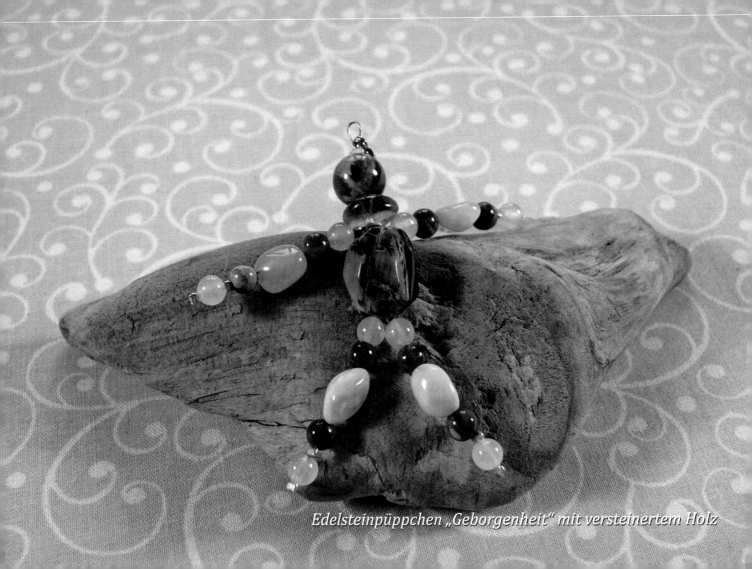

Edelsteinpüppchen „Geborgenheit" mit versteinertem Holz

Versteinertes Holz – Verwurzle dich!

» Meine Leidenschaft für .... ist zeitlos.

» Durch .... fühle ich mich stabiler.

» Um besser mit Belastungen umgehen zu können, ...

» Durch .... kann ich mich schneller auf Veränderungen einstellen.

» In der Rolle .... fühle ich mich in mir selbst geborgen.

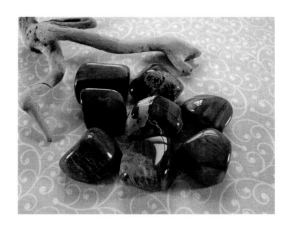

 Element Holz

 Stier, Wassermann

 Herzchakra

 Geeignet

Wusstest du schon?

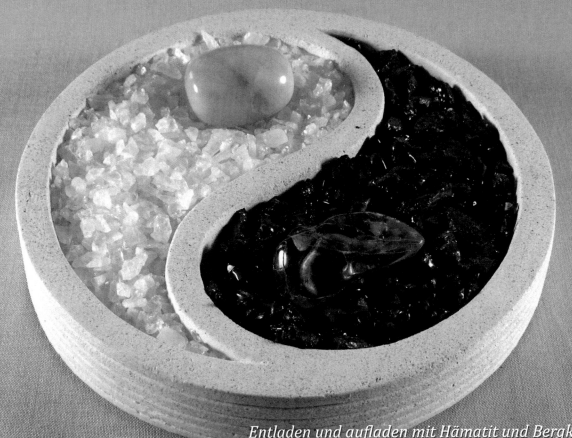

Entladen und aufladen mit Hämatit und Bergkristall

So kümmerst du dich um deine Edelsteine

Müssen Edelsteine eigentlich entladen und wieder aufgeladen werden? Ich finde, das kannst du ganz nach deinem eigenen Gefühl entscheiden. Wenn du dir gerne vorstellst, wie der Hämatit die negative Energie aus deinen Edelsteinen zieht, lege sie über Nacht in eine Schüssel mit Hämatit-Entladesteinchen.

Wenn du lieber das Wasser für dich arbeiten lässt, so wie ich, reinige die Edelsteine regelmäßig mit kühlem, fließendem Wasser, entweder bei dir zuhause oder auch in einem schönen Fluss.

Nach der Reinigung kannst du die Edelsteine entweder im Sonnenlicht oder mit Bergkristall-Steinchen aufladen.

Fühlst du dich besonders zu Pflanzen hingezogen, kannst du deine Edelsteine auch zu einer starken Pflanze in den Topf oder zu einem Baum legen.

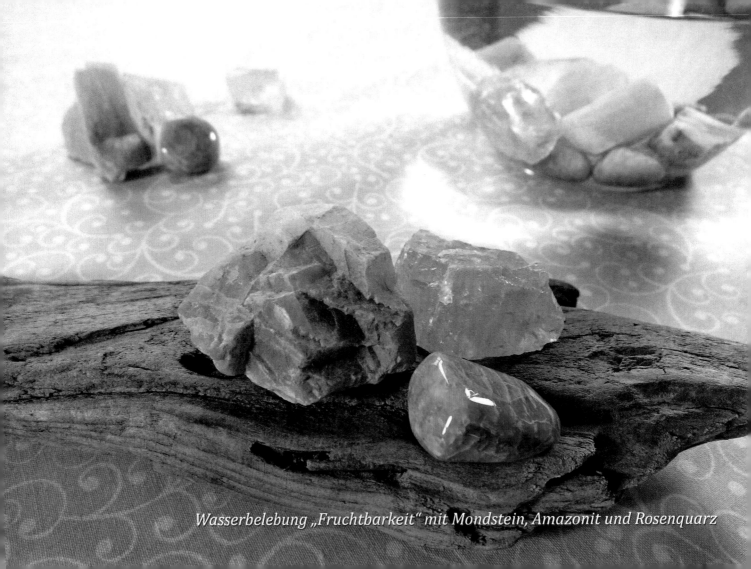

Wasserbelebung „Fruchtbarkeit" mit Mondstein, Amazonit und Rosenquarz

So gelingt dir ein erfrischendes Edelsteinwasser

Bist du schon einmal in den Genuss von erfrischendem Edelsteinwasser gekommen? Durch die direkte Einnahme der gesunden Mineralstoffe erhöhst du deine Energie für den Alltag und unterstützt deine Abwehrkräfte. Dein Edelsteinwasser kannst du ganz einfach selbst herstellen und sogar in die Arbeit mitnehmen. Auch Kinder lieben den Frische-Bonus in der Schule, etwa als Fluorit-Wasser, das die Konzentration stärkt.

Lege die Edelsteine abends in einen leeren 1-Liter-Krug, fülle ihn mit kaltem Wasser und lasse ihn über Nacht stehen. Ab jetzt kannst du das Wasser nach Belieben über den Tag verteilt trinken. Wenn der Krug fast leer ist, lass ein bisschen Wasser über und fülle ihn mit neuem Wasser auf. Lass das Wasser wieder über Nacht die Mineralstoffe der Edelsteine aufnehmen. Wenn du immer ein bisschen Wasser im Krug lässt, bevor du ihn wieder auffüllst, erhöht sich die Konzentration von Tag zu Tag. Hol die Edelsteine nach einer Woche aus dem Krug, reinige sie unter fließendem Wasser und lade sie in der Morgensonne oder mit Bergkristallen wieder auf. Dann beginnst du mit einem neuen Krug und ganz frischem Wasser.

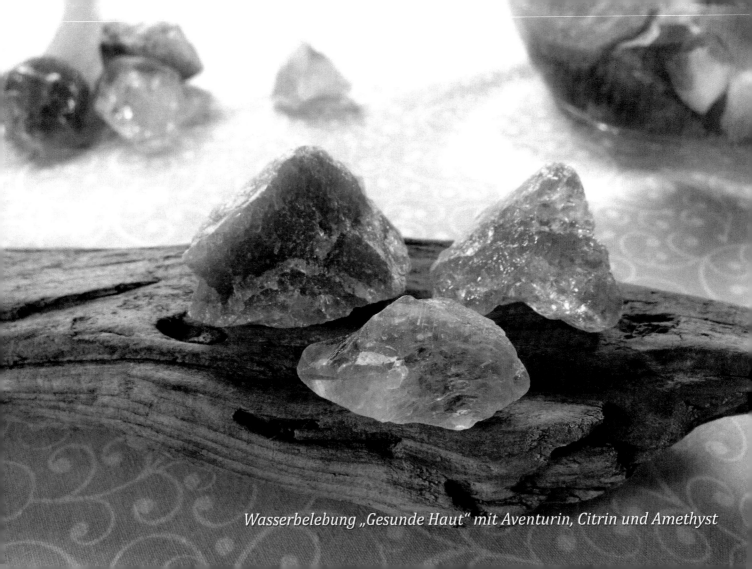

Wasserbelebung „Gesunde Haut" mit Aventurin, Citrin und Amethyst

Wenn du deine Haut mit Edelsteinwasser pflegen möchtest, wasche dein Gesicht oder die betroffene Stelle zusätzlich 2-3 mal täglich mit dem mineralstoffreichen Wasser. Lass dein Gesicht an der Luft trocknen oder tupfe es nur leicht mit einem Handtuch ab. Deine Haut fühlt sich sofort erfrischt an!

Deine Wasserbelebungen solltest du hauptsächlich aus Rohsteinen zusammenstellen, da sie natürlicher sind und mehr Mineralstoffe abgeben als geschliffene Edelsteine. Bei Rohsteinen können sich jedoch kleine Splitter im Wasser ablösen. Ich empfehle dir, das Wasser vor dem Trinken durch ein enges Sieb in dein Glas abzugießen oder die Rohsteine in einem Teebeutel in das Wasser zu legen.

Diese Steine solltest du NICHT mit Wasser in Verbindung bringen:
Azurit, Malachit, Chrysokoll, Hämatit, Lepidolith, Pyrit, Markasit, Tigereisen, Tigerauge, Türkis, Dioptas, Magnetit, Lapislazuli mit Pyrit, Bojis (Pop Rocks), Moqui Marbles, alle gefärbten Steine (zB. gefärbter Achat) und synthetische Steine wie Goldfluss.

Schmökern

Edelsteine nach Farben

○ Bergkristall, Botswana-Achat, Magnesit, Mondstein, Rutilquarz, Selenit

● Bernstein, Calcit, Citrin, Karneol, Sonnenstein, Tigerauge, Turmalin

● Amethyst, Ametrin, Fluorit, Rhodonit, Rosenquarz , Sugilith

● Aventurin, Chrysopras, Fluorit, Heliotrop, Jade, Malachit, Moosachat, Smaragd, Turmalin

● Amazonit, Apatit, Aquamarin, Chalcedon, Lapislazuli, Larimar, Sodalith, Turmalin

● Granat, Jaspis, Karneol, Mondstein, Sonnenstein, Tigerauge, Turmalin, Versteinertes Holz

● Achat, Hämatit, Mondstein, Obsidian, Onyx, Rauchquarz, Turmalin, Versteinertes Holz

Edelsteine nach seelischen Themen

Ängste: Amethyst, Ametrin (Prüfungen), Granat, Karneol, Rutilquarz, Sugilith

Authentisch sein: Chalcedon, Fluorit, Jaspis, Lapislazuli, Malachit, Sodalith

Bedürfnisse erfüllen: Granat, Jade, Malachit, Rosenquarz

Durchsetzungskraft: Citrin, Granat, Jaspis, Onyx

Energie: Apatit, Calcit, Heliotrop, Moosachat, Rauchquarz

Entscheidungen: Amazonit, Bergkristall, Tigerauge

Erdung: Calcit, Citrin, gelber Jaspis, Karneol, Versteinertes Holz

Erholung: Aventurin, Heliotrop, Magnesit, Moosachat, Selenit, Smaragd

Geborgenheit: Bernstein, Rosenquarz, Versteinertes Holz

Gelassenheit: Amazonit, Aventurin, Jade, Magnesit, Moosachat, Versteinertes Holz

Grenzen: Heliotrop, Onyx, Rosenquarz, Selenit, Sodalith, Turmalin

Hochsensibilität: Heliotrop, Larimar, Mondstein, Rosenquarz, Selenit

Innere Harmonie: Aventurin, Jade, Jaspis, Larimar, Moosachat

Intuition: Amazonit, Amethyst, Botswana-Achat, Mondstein, Obsidian, Rhodonit

Konzentration: Amethyst, Ametrin, Bergkristall, Fluorit

Kreativität: Botswana-Achat, Karneol, Rutilquarz, Sonnenstein

Kummer: Amethyst, Moosachat, Rhodonit, Rosenquarz

Lebensfreude: Bernstein, Calcit, Citrin, Karneol, Sonnenstein

Loslassen: Ametrin, Aventurin, Chrysopras, Magnesit, Moosachat

Motivation: Ametrin, Apatit, Aquamarin, Calcit, Citrin, Karneol, Smaragd

Neubeginn: Aquamarin, Bergkristall, Granat, Lapislazuli, Larimar, Rauchquarz

Selbsterkenntnis: Amethyst, Bergkristall, Malachit, Obsidian, Selenit

Selbstliebe: Chrysopras, Magnesit, Rosenquarz, Selenit, Sodalith

Selbstvertrauen: Calcit, Chrysopras, Citrin, Heliotrop, Onyx, Sodalith

Selbstverwirklichung: Aquamarin, Larimar, Rutilquarz, Smaragd, Sugilith

Stress: Jade, Onyx, Rauchquarz, Selenit, Tigerauge

Unabhängigkeit: Fluorit, Rauchquarz, Rutilquarz, Sodalith, Turmalin

Weiblichkeit: Bernstein, Mondstein, Rosenquarz

Edelsteine nach körperlichen Themen

Allergien: Aquamarin, Aventurin, Bergkristall, Bernstein

Entschlackung: Bergkristall, Chrysopras

Fruchtbarkeit: Amazonit, Chrysopras, Mondstein, Rosenquarz

Haut: Amethyst, Aventurin, Citrin, Fluorit

Immunsystem: Bergkristall, Bernstein, Chalcedon, Heliotrop, Karneol, Smaragd

Kopfschmerzen: Amethyst, Bergkristall, Jade, Lapislazuli, Smaragd

Muskeln, Knochen & Gelenke: Apatit, Calcit, Fluorit, Magnesit, Tigerauge

Schlaf: Amazonit, Amethyst, Chrysopras, Rosenquarz, Selenit

Selbstheilung: Bergkristall, Larimar, Sonnenstein, Malachit

Sehkraft & Gehör: Aquamarin, Bergkristall, Malachit, Onyx

Verdauung: Bernstein, Calcit, Jade, Jaspis, Karneol, Moosachat

Wetterfühligkeit: Bernstein, Bergkristall, Chalcedon, Onyx, Versteinertes Holz

Wechseljahre: Bergkristall, Chalcedon, Rosenquarz, Versteinertes Holz

Edelsteine nach Sternzeichen *im Buch beschrieben*

Widder:

1. Dekade (21. - 30. März): Granat

2. Dekade (31. März - 9. April): Roter Jaspis (Geburtsstein)

3. Dekade (10. - 20. April): Feuerachat

Stier:

1. Dekade (21. - 30. April): Karneol

2. Dekade (1. - 10. Mai): Bernstein (Geburtsstein)

3. Dekade (11. - 20. Mai): Calcit (Honigcalcit)

Zwillinge:

1. Dekade (21. - 30. Mai): Goldtopas (Topas Imperial) oder gelber Opal

2. Dekade (31. Mai - 10. Juni): Gold (Geburtsstein) oder Pyrit

3. Dekade (11. - 20. Juni:): gelber Fluorit

Krebs:

1. Dekade (21. Juni - 1. Juli): gelber Jaspis

2. Dekade (2. - 11. Juli): Rutilquarz (Geburtsstein)

3. Dekade (12. - 22. Juli): Ammonit

Löwe:

1. Dekade (23. Juli - 1. August): Orthoklas

2. Dekade (2. - 12. August): Citrin (Geburtsstein)

3. Dekade (13. - 22. August): Gelber Turmalin oder gelber Fluorit

Jungfrau:

1. Dekade (23. August - 2. September): Chrysoberyll, gelbe Jade

2. Dekade (3. - 12. September) : Brasilianit (Geburtsstein)

3. Dekade (13. - 22. September): Serpentin

Waage:

1. Dekade (23. September - 2. Oktober): Peridot

2. Dekade (3. - 12. Oktober): Jade (Geburtsstein)

3. Dekade (13. - 22. Oktober): Smaragd oder Aventurin

Skorpion:

1. Dekade (23. Oktober - 2. November): Malachit

2. Dekade (3. - 12. November): Türkis (Geburtsstein)

3. Dekade (13. - 21. November): Amazonit

Schütze:

1. Dekade (22. November - 1. Dezember): Larimar

2. Dekade (2. - 11. Dezember): Chalcedon (Geburtsstein)

3. Dekade (12. - 21. Dezember): Tansanit oder Sodalith

Steinbock:

1. Dekade (22. - 31. Dezember): Amethyst

2. Dekade (1. - 9. Januar): Bergkristall (Geburtsstein)

3. Dekade (10. - 19. Januar): Onyx oder Obsidian

Wassermann:

1. Dekade (20. - 29. Januar): Peridot

2. Dekade (30. Januar - 8. Februar): Jade (Geburtsstein)

3. Dekade (9. - 18. Februar): Smaragd oder Aventurin

Fische:

1. Dekade (19. - 29. Februar): rosa Kunzit

2. Dekade (1. - 10. März) : Morganit (Geburtsstein) oder Rosenquarz

3. Dekade (11. - 20. März): Girasol

Edelsteine nach den 5 Elementen

Holz: Aventurin, Chrysopras, Fluorit, Heliotrop, Jade, Malachit, Moosachat, Smaragd, Versteinertes Holz

Feuer: Amethyst, Ametrin, Granat, Jaspis rot, Karneol, Rhodonit, Rosenquarz, Sonnenstein, Sugilith

Erde: Bernstein, Calcit, Citrin, Jaspis gelb, Tigerauge

Metall: Bergkristall, Botswana-Achat, Magnesit, Mondstein, Obsidian, Onyx, Rauchquarz, Rutilquarz, Selenit, Turmalin

Wasser: Amazonit, Apatit, Aquamarin, Chalcedon, Lapislazuli, Larimar, Sodalith

Edelsteine nach den 7 Chakren

Kronenchakra: Amethyst, Ametrin, Bergkristall, Turmalin

Stirnchakra: Bergkristall, Chalcedon, Jade, Lapislazuli, Sodalith, Sugilith, Turmalin

Halschakra: Amazonit, Apatit, Aquamarin, Bergkristall, Chalcedon, Fluorit, Lapislazuli, Mondstein, Rutilquarz, Sodalith, Turmalin

Herzchakra: Amazonit, Aquamarin, Aventurin, Bergkristall, Chrysopras, Heliotrop, Jade, Larimar, Malachit, Moosachat, Smaragd, Turmalin, Versteinertes Holz

Solarplexuschakra: Bergkristall, Bernstein, Calcit, Citrin, Heliotrop, Jaspis, Tigerauge, Turmalin

Sakralchakra: Bergkristall, Citrin, Karneol, Selenit, Sonnenstein, Turmalin

Wurzelchakra: Ametrin, Bergkristall, Bernstein, Botswana-Achat, Granat, Karneol, Magnesit, Obsidian, Onyx, Rauchquarz, Rhodonit, Rosenquarz, Selenit, Turmalin

Eva

Geboren: 22. Mai 1985 in Wien, Sternzeichen Zwillinge

Element: Wasser – fließende Gewässer, Winter, Kälte, Schnee, Ruhe

Besonderheiten: hochsensibel, vielbegabt, intuitiv, logisch, widersprüchlich, quirlig

Eigenheiten: chaotisch, immer in Gedanken, ruhebedürftig, ungeduldig, hitzeempfindlich

Talente: Zusammenhänge erkennen, (zer-)analysieren, Handwerk, Sinn für Ästhetik

Aufgegeben: Perfektionismus, Informatik-Studium im 6. Semester (zu theoretisch)

Werte: Weisheit, Freiheit, Eigenverantwortung, Authentizität

Herausforderungen: Balance finden (Ruhe & Aktivität, Logik & Kreativität)

Leidenschaften: Lernen & Wissen aufsaugen, Computerspiele, Science Fiction, Roboter

Verantwortung: Patenkind in Nepal (Kamala), blonde Labrador-Hündin (Ylvi)

Bücher: mit Wissen, mit bunten Bildern, Backbücher, Terry Pratchett

Übt gerade: Zeichnen mit Pastellkreiden und Aquarellfarben, Üben, Geduld, Delegieren

Musik: Tool, Pink Floyd, Led Zeppelin, Tom Waits, Klavier, Spielmusik, Doom Metal

Umgezogen: 11x (Stand 2016), davon Adressen in meinem Lieblingsort: 5

Farben: Granatapfelrot, Milchblau mit Kakaobraun, Blaubeer mit Vanille, Tarnfarben

So kannst du Kontakt mit mir aufnehmen

eva@edelsteine-wimmer.at | www.edelsteine-wimmer.at (Shop + Beratung)

facebook.com/edelsteine.wimmer

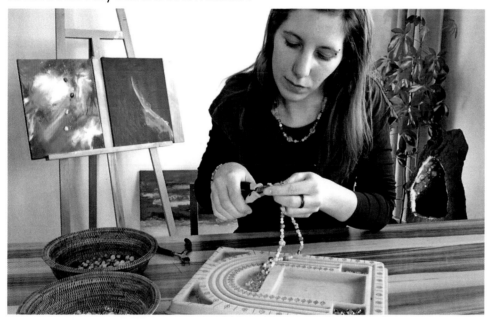

Ich freue mich darauf, dich kennenzulernen!